KOMMENTARE ZUM ARZNEIBUCH
DER DEUTSCHEN DEMOKRATISCHEN REPUBLIK

Herausgegeben von L. Kny, J. Richter und W. Dummler

Heft 15

Lipidanalytische Prüfkomponenten in der Laboratoriumsdiagnostik

Mit 17 Abbildungen und 26 Tabellen

AKADEMIE-VERLAG BERLIN 1990

Verantwortlich für die Herausgabe

Prof. Dr. sc. nat. L. Kny, Berlin
Prof. Dr. sc. nat. J. Richter, Berlin
Prof. Dr. sc. med. W. Dummler, Rostock

unter Mitwirkung von

MR Prof. Dr. sc. med. Dipl.-Chem. W. Jaroß, Dresden
Dr. rer. nat. A. Trübsbach, Dresden

Bearbeiter:

MR Prof. Dr. sc. med. Dipl.-Chem. W. Jaroß
Dr. rer. nat. A. Trübsbach
Medizinische Akademie Dresden
Institut für Klinische Chemie und Laboratoriumsdiagnostik

unter Mitwirkung von

Dr. S. Bergmann, Dresden; Dr. W. Heilmann, Leipzig; Dr. G. Kröning, Magdeburg; Dr. E. Kuhfahl, Erlabrunn; Doz. Dr. W. Leonhardt, Dresden; Dr. E. Petrich, Jena; Dr. L. Winkler, Jena

Arbeitsgruppe „Lipide" des Fachausschusses „Diagnostische Laboratoriumsmethoden" der Arzneibuchkommission der Deutschen Demokratischen Republik
Große Seestraße 4, Berlin, DDR-1120

ISBN 3-05-500632-1
ISSN 0138-5798

Erschienen im Akademie-Verlag Berlin, Leipziger Straße 3–4, Berlin, DDR-1086

Lizenznummer: 202 · 100/484/90
Printed in the German Democratic Republic
Gesamtherstellung: VEB Druckerei „Thomas Müntzer", 5820 Bad Langensalza
LSV 1237, 1257, 2067
Bestellnummer: 7639426 (3065/K/15)
01300

Vorwort

Die Erarbeitung von Standardmethoden für lipidanalytische Prüfkomponenten gehört zu den Basisaufgaben der Methodenstandardisierung in der klinischen Chemie. Die Standardisierungsgruppe „Lipide“ ist eine der ältesten Arbeitsgruppen, die unter Anleitung des Institutes für Arzneimittelwesen der DDR und des Fachausschusses „Diagnostische Laboratoriumsmethoden“ der Arzneibuchkommission tätig ist. Sie stellt eine Untergruppe der seit 20 Jahren bestehenden Arbeitsgruppe „Lipide“ der Gesellschaft für Klinische Chemie und Laboratoriumsdiagnostik der DDR dar. Diese Gruppe zeichnete bereits für die entsprechenden Methoden im DAB 7 (D.L.)-DDR verantwortlich. Für das AB (D.L.)-DDR 83 wurden das Methodenspektrum erweitert und bewährte Methoden überarbeitet. Dabei standen Aspekte der Realisierbarkeit im Vordergrund. Einzelne Methoden stellen ökonomische Kompromißlösungen dar, die primär nur die Vergleichbarkeit im nationalen Rahmen sichern. Die internationale Vergleichbarkeit war zu diesem Zeitpunkt von untergeordneter Bedeutung. Die Situation änderte sich mit der Einigung über Entscheidungsgrenzen für die Blutlipid-Konzentrationen auf internationaler Ebene und der weltweiten Publizierung dieser Grenzen. Gesundheitspolitisch wichtige Strategien zur Bekämpfung der IHK fußen auf diesen, durch große epidemiologische Studien abgesicherten Entscheidungsgrenzen. Die internationale Vergleichbarkeit wird damit eine dringende Forderung, die leider z. Z. für die entscheidenden Bestimmungsmethoden, die Bestimmung von Cholesterol und von HDL-Cholesterol im Serum, in der DDR noch nicht befriedigend ist. Die Erweiterung der Methodenpalette durch die Apolipoprotein A I- und -B-Bestimmung im Serum, deren internationale Vergleichbarkeit prinzipiell nicht gegeben ist, induziert ebenfalls berechtigte Wünsche nach zusätzlichen Informationen für den Einsatz dieser Untersuchungen.

Die Ausstattung der Laboratorien mit neuer Gerätetechnik bedingt weiterhin die Notwendigkeit des Einsatzes nichtstandardisierter Methoden, deren Vergleichbarkeit mit den Standardmethoden zu sichern ist.

Anliegen der Herausgeber war es deshalb, die in den verschiedenen Jahrgängen des Zentralblattes für Pharmazie, Pharmakotherapie und Labordiagnostik erschienenen Kommentare zu den zur Zeit verbindlichen Standardmethoden des AB (D.L.)-DDR 83 für lipidanalytische Prüfkomponenten nach Überarbeitung den Anwendern der Methoden gesammelt zur Verfügung zu stellen, um das weitgefächerte Informationsbedürfnis zu befriedigen. Der Nutzer wird somit Hinweise zur Indikation, zur Durchführung der Untersuchungen und zur Interpretation der Ergebnisse unter Beachtung der Präzision und Richtigkeit bzw. Vergleichbarkeit erhalten.

Aus diesen einleitenden Bemerkungen wird jedoch auch deutlich, daß im Rahmen der Standardisierungsarbeit zahlreiche neue Aufgaben anstehen, die in der nächsten Zeit zu methodischen Änderungen führen werden.

Der Kommentarsammlung wurde eine kurze Einführung in den Lipoproteinstoffwechsel sowie eine Einführung in die Präventionsstrategie für die Ischämische Herzkrankheit vorangestellt, um das Verständnis für diese gesundheitspolitisch sehr wichtige Aufgabenstellung zu erhöhen.

Wir hoffen, daß das vorliegende Heft dem Informationsbedürfnis der mit der klinisch-chemischen Analytik befaßten Kollegen zumindest teilweise entspricht und ihnen als handliches Material für die tägliche Arbeit dient.

Die folgenden Publikationen stellen die Grundlage für die vorliegende Kommentarsammlung dar:

Trübsbach, A.: Zbl. Pharm. **113** (1974), 483–488; Stolz, P., E. Kuhfahl, W. Hildmann und G. Kröning:Zbl. Pharm. **115** (1976), 53–57; Petrich, E., H. Storm, A. Knorr: Zbl. Pharm. **115** (1976), 1175–1187; Dittmer, H., C. Schäfer, P. Scholz, J. Peidel und G. Zapf: Zbl. Pharm. **118** (1979), 457–460; Kuhfahl, E., K. Borstel, W. Lüder und G. Bauer: Zbl. Pharm. **119** (1980), 591–596; Leonhardt, W., P. Haase, W. Herrmann, W. Jaross, D. Klemm, M. Schwill und G. Winkler: Zbl. Pharm. **119** (1980), 1351–1358; Petrich, E. und P. Wulfert: Zbl. Pharm. **119** (1980), 1362–1365; Kröning, G. und P. Haase: Zbl. Pharm. **119** (1980), 1370–1373; Kröning, G., G. Bauer, D. Töwe, P. Haase, H. Lange und K. Abicht: Zbl. Pharm. **124** (1985), 9–13; Heilmann, W.: Zbl. Pharm. (im Druck); Winkler, L.: Zbl. Pharm. (im Druck).

Die Herausgeber

Inhaltsverzeichnis

Verzeichnis der benützten Abkürzungen

Apo	Apolipoprotein
CAF	Celluloseacetatfolie
CHD	Koronare Herzkrankheit
Chol	Cholesterol
Chyl	Chylomikronen
DLP	Dyslipoproteinämie
FS	Fettsäure
HDL	High Density Lipoproteins
HDL-C	HDL-Cholesterol
HLP	Hyperlipoproteinämie
IDL	Intermediate Density Lipoproteins
IHD (IHK)	Ischämische Herzkrankheit
LCAT	Lecithin-Cholesterol-Acyltransferase
LDL	Low Density Lipoproteins
LDL-C	LDL-Cholesterol
LP	Lipoprotein(e)
LPL	Lipoproteinlipase
LTT	Lipoprotein-Trübungstest
TC	Gesamtcholesterol
TG	Triglyceride
VLDL	Very Low Density Lipoproteins
WPS	Wolframatophosphorsäure

1. Allgemeine Grundlagen und Bedeutung lipidanalytischer Prüfkomponenten

Normabweichungen im Fettstoffwechsel, insbesondere Adipositas, Hyper- und Dyslipoproteinämien sind die häufigsten Stoffwechselstörungen des Menschen in hochindustrialisierten Ländern. Während die Adipositasdiagnostik mit Ausnahme der Einschätzung der endokrinen Situation kaum labordiagnostische biochemische Untersuchungen benötigt, sind Dys- und Hyperlipoproteinämien fast ausschließlich durch Laborbefunde zu definieren.

Die Bedeutung dieser Störungen für die Entstehung von arteriosklerotischen Erkrankungen ist durch zahlreiche, z. T. sehr umfassende retro- und prospektive Studien sowie durch eine unüberschaubare Zahl experimenteller Daten belegt. Die einfachen Meßgrößen der Lipoproteine im klinischen Routinelabor sind der Cholesterol- und Triglyceridserumspiegel sowie die Konzentration des HDL-Cholesterols. Positive Korrelationen von Blutcholesterol- und Triglyceridspiegel sowie eine negative Beziehung des HDL-Cholesterols zu arteriosklerotischen Herz-Kreislauf-Erkrankungen sind vielseitig bewiesen. Sie sind Ausdruck fundamentaler pathobiochemischer Zusammenhänge zwischen dem Blutspiegel der sog. „atherogenen" Lipoproteine (LDL, IDL, VLDL) und der „protektiven" Lipoproteine (HDL) mit der Arterioskleroseentwicklung. Diese Zusammenhänge besagen, daß das Risiko zur Entwicklung einer arteriosklerotischen Erkrankung um so höher ist, je höher die LDL-, IDL- und VLDL-Serumkonzentration und je niedriger der HDL-Spiegel ist.

Da sich die häufigsten Todesursachen aus dem arteriosklerotischen Krankheitsprozeß entwickeln (ischämische Herzerkrankungen, Apoplexie, arterielle Gefäßverschlüsse), ist die Erkennung der gefährdeten Personen eine außerordentlich wichtige Aufgabe und elementare Voraussetzung für eine gezielte Prävention und Therapie. Die Basis für die Erkennung ist der Bezug auf sog. „Normalbereiche".

Eine scharfe Grenze zwischen „risikobehaftet" und „risikofrei" existiert nicht, und damit wird der Begriff des „Normalbereiches" bei diesen Parametern besonders fragwürdig.

Der Bezug auf Referenzwerte, gewonnen von einer Stichprobe scheinbar gesunder Personen, ist prinzipiell problematisch, da die Arteriosklerose sich über Jahrzehnte entwickelt und die gefährdeten Personen zum Zeitpunkt der Untersuchung nicht durch andere Untersuchungen als die sogenannten Risikoparameter erkennbar sind. Die Definition der Referenzbereiche durch Bezug auf eine Populationsstichprobe mit fehlender oder geringer Gefährdung für die Entwicklung von arteriosklerotischen Erkrankungen ist somit nur durch breit angelegte prospektive Studien möglich, die indessen vorliegen. Die Übertragung solcher Grenzen auf die eigene Population setzt voraus, daß die Analysemethoden vergleichbar sind, das heißt vor allem, daß die Methoden keinen systematischen Fehler beinhalten. Für die DDR-Standardmethoden für Gesamtcholesterol (TC) und HDL-Cholesterol (HDL-C) ist diese Prämisse z. Z. leider nicht gegeben, und die internationalen Grenzen müssen an die Situation im eigenen Land adaptiert werden. Anzustreben ist daher möglichst kurzfristig eine Veränderung der Methodik, so daß die erhaltenen Ergebnisse richtig sind.

1.1. Internationale Entscheidungsgrenzen

Abbildung 1 zeigt den Zusammenhang zwischen der Serumcholesterolkonzentration und der CHD-Mortalität, wie sie in zahlreichen Studien bewiesen wurde. Diese Abhängigkeit besagt, daß es ab einer Konzentration von 5,2 mmol/l ein expotentiell ansteigendes Risiko

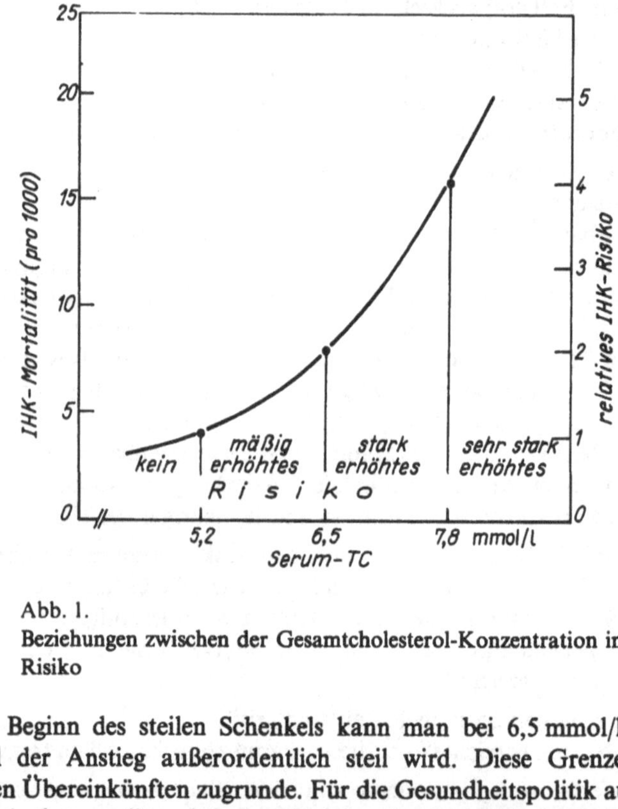

Abb. 1.
Beziehungen zwischen der Gesamtcholesterol-Konzentration im Serum und dem IHK-Risiko

gibt. Den Beginn des steilen Schenkels kann man bei 6,5 mmol/l festlegen, wobei ab 7,8 mmol/l der Anstieg außerordentlich steil wird. Diese Grenzen liegen den unterschiedlichen Übereinkünften zugrunde. Für die Gesundheitspolitik auf Bevölkerungsebene ist es wichtig festzustellen, daß eine Senkung des Serumcholesterolspiegels um 1,3 mmol im Durchschnitt zu einer Reduktion der Mortalität an IHD um 50% führen würde. In den USA war in der LRC-Studie eine 1%ige Reduzierung der Serumcholesterolkonzentration mit einer 2%igen Abnahme der IHD-Inzidenz verbunden. In der Helsinki-Herz-Studie wurde bei einer 8%igen Cholesterolspiegelsenkung, verbunden mit einer 10%igen HDL-C-Erhöhung und einer 30%igen TG-Senkung eine Abnahme des Koronarrisikos um 34% beobachtet.

Während der USA-Konsensus (s. Tab. 1) den Altersgang der Serumcholesterolkonzentration mit berücksichtigt, wird im Europäischen Konsensus in die Beurteilung primär die TG-Serumkonzentration einbezogen (s. Tab. 2).

Tabelle 1
Definition der Hypercholesterolämie (U.S. National Institute of Health, Consensus Conference on Cholesterol 1985)

Alter (Jahre)	Serum-TC (mmol/l)	
	mäßige	schwere
	Hypercholesterolämie	
20 ... 29	> 5,2	> 5,7
30 ... 39	> 5,7	> 6,2
≧ 40	> 6,2	> 6,7

Tabelle 2
Europäischer Konsensus zur Beurteilung und Behandlung von Hyperlipoproteinämien

Gruppe	TC (mmol/l)	TG (mmol/l)	Risiko-Bewertung	Maßnahmen
A	5,2 ... 6,5	< 2,3	mäßig erhöht, weitere R.-Faktoren? HDL-C und LDL-C?	Diät, Ausschaltung anderer R.-Faktoren
B	6,5 ... 7,8	< 2,3	deutlich erhöht, sonst wie A	Diät, bei Unwirksamkeit Lipidsenker
C	< 5,2	2,3 ... 5,6	reine HTG, weitere R.-Faktoren? HDL-C?	Diät, Ausschaltung der Ursachen der HTG (Alkohol, Übergewicht, Diab., Medikamente u. a.)
D	5,2 ... 7,8	2,3 ... 5,6	deutlich erhöht, sonst wie A u. B Ursachen der HTG?	Diät, sonst wie C, evtl. Lipidsenker
E	> 7,8	> 5,6	sehr hoch	Überweisung an Lipid-Spezialambulanz, diätetische und medikamentöse Therapie

Hinsichtlich des HDL-C-Serumspiegels wurde bisher keine verbindliche Festlegung getroffen, jedoch besagen die internationalen Studien, daß ein HDL-C-Spiegel < 0,9 mmol/l mit einem hohen Risiko und ein HDL-C Spiegel > 1,60 mmol/l mit einem niedrigen Risiko verbunden ist. Bei gegebener Richtigkeit der benutzten Methoden kann summarisch definiert werden, daß ein geringes Risiko für CHD von Seiten des Lipoproteinstoffwechsels vorliegt, wenn die Serumlipidkonzentrationen folgende Werte ausweisen:

TC < 5,2 mmol/l
TG < 2,3 mmol/l
HDL-C > 1,6 mmol/l,

während ein deutlich bis stark erhöhtes Risiko besteht, wenn mindestens eines der folgenden Kriterien erfüllt ist:

TC > 6,5 mmol/l
TG > 5,6 mmol/l
HDL-C < 0,9 mmol/l

1.2. Lipoproteinstoffwechsel und Arteriosklerose

Die pathobiochemischen Mechanismen der Atherogenese sind nur unvollständig aufgeklärt. Die Lipoproteine des Serums haben jedoch in diesem Prozeß eine zentrale Bedeutung.

Einige Charakteristika der Atherogenese seien nachfolgend aufgeführt:

- Verlauf über Jahrzehnte, Beginn häufig bereits in der Jugend;
- „Risikofaktoren" von entscheidender Bedeutung: HLP, Hypertonie, Zigarettenrauchen, Diabetes mellitus, Streß, Adipositas u. a.;
- reversibles Anfangsstadium (lokale Intimaödeme, atherosklerotische Plaque) über Sklerosierung mit Zellproliferation, Cholesterol- und Cholesterolesterakkumulation in der Intima zu irreversiblen Spätstadien (Atherombildungen, Nekrosen, Calcifizierungen, Thrombosen);
- Komplikationen durch partielle und totale Gefäßverschlüsse. Folgen: Myocardinfarkt, Apoplexie, Gangrän.

In der Pathogenese haben besondere Bedeutung:

- Intimaschädigung durch verschiedene Noxen, wie CO (Zigarettenrauchen!), Hypertonie, Autoimmunkomplexe der LDL, anderweitig veränderte LDL (Peroxydation), Toxine, Bioamine und Hypoxie.
- Serumlipoproteine
  - Vermehrter Einstrom atherogener Lipoproteine (LDL, veränderte LDL, IDL, Chylomikronen-Remnants);
  - vermehrte Akkumulation von Cholesterol und Cholesterolester in Freßzellen, die vorwiegend aus glatten Muskelzellen entstehen und sich in Schaumzellen umwandeln;
  - Interaktion der LDL mit Glykosaminoglykanen,
  - verminderter Abtransport von Cholesterol und Cholesterolester durch HDL.
- Blutplättchen
  - Beeinflussung des Prostacyclin-Thromboxangleichgewichtes durch verminderte Prostacyclinsynthese des geschädigten Endothels,
  - Adhäsion und Aggregation von Blutplättchen,
  - Abgabe von chemotaktischen und proliferativen Stoffen in die Intima,
  - vermehrter Einstrom von Muskelzellen in die Intima und Umwandlung in Phagozyten,
  - Induktion von Bindegewebsneubildung (Sklerosierung).

Die Thrombosierung auf dem Plaque, Nekrotisierung und Calcifizierung im Herd sind Sekundärprozesse.

Es ist sicher, daß diese vereinfachte Darstellung zahlreiche Faktoren unberücksichtigt lassen muß. Dies sind z. B. genetische Bedingungen der Zellproliferation, Beziehungen zur Blutgerinnung, immunologische Prozesse u. a. Die Lipoproteine dringen prinzipiell auch ohne Endothelschädigung in die Intima ein, wobei ihre Blutkonzentration hierfür von besonderer Bedeutung ist.

Summarisch kann man in sehr grober Vereinfachung sagen, daß das Mißverhältnis von Einstrom atherogener Lipoproteine und Abtransport des Cholesterols aus der Intima der Schlüsselvorgang der Atherogenese ist und alle Faktoren, die diesen Prozeß ungünstig beeinflussen, atherogen sind.

1.3. Physiologie und Pathophysiologie des Lipoproteinstoffwechsels

1.3.1. Aufbau und Einteilung der Serumlipoproteine

Die Plasmalipide sind primär in Wasser unlöslich und werden in Form der Lipoproteine im Blut transportiert. Diese Aggregate bestehen aus spezifischen Proteinen, den Apoproteinen, und unterschiedlichen Anteilen an Triglyceriden, Cholesterol, Cholesterolestern und Phospholipiden. In Abhängigkeit von dem quantitativen Verhältnis Protein zu Lipiden weisen Lipoproteine deutliche Dichteunterschiede (D = 920 ... 1210 g/l) auf. Je größer die Lipoproteine sind, umso größer ist auch ihr relativer Lipidanteil und umso geringer ist ihre Dichte.

Die räumliche Struktur der Partikel ist prinzipiell gleichartig, indem ein monomolekularer Mantel, aus Phospholipiden, freiem Cholesterol und den Apolipoproteinen bestehend, einen hydrophoben Kern aus Triglyceriden und Cholesterolestern umschließt. Alle Prozesse im Rahmen des Katabolismus der Partikel werden durch die verschiedenen Apolipoproteine mitbestimmt. Sie sind vorwiegend verantwortlich für die Ausbildung eines Wassermantels um die Partikel (Hydrathülle) und damit für die Wasserlöslichkeit. Sie sind für die Aktivität der lipoproteinabauenden Enzyme entscheidend, indem einige als Aktivatoren, andere als Inhibitoren wirken, und sie haben als Determinante für die Zellrezeptoren, die die Lipoproteinpartikel binden und die zelluläre Aufnahme vorbereiten, große Bedeutung. Das Cholesterol und die Triglyceride sind die transportierten Anteile. Die Aufnahmefähigkeit eines jeden Partikels für Cholesterol und Triglyceride wird durch die Apolipoproteine und die Phospholipide determiniert.

In den Lipoproteinaggregaten sind die verschiedenen Bausteine nicht kovalent gebunden. Diese Bindung ist jedoch so fest, daß eine Isolierung der verschiedenen Lipoproteinfraktionen im nativen Zustand durch physiko-chemische Trennverfahren möglich ist. Die Bindung zwischen den verschiedenen Bausteinen erlaubt andererseits jedoch einen Austausch verschiedener Elemente zwischen den Aggregaten während des Stoffwechsels.

Die Einteilungsprinzipien beruhen auf den Unterschieden der Lipoproteinaggregate in ihrer hydratisierten Dichte bzw. ihrer elektophoretischen Mobilität. Einteilungsprinzipien auf der Basis der Apolipoproteinkomponenten konnten sich hingegen nicht durchsetzen. Es werden prinzipiell unterschieden:

- Chylomikronen
- VLDL (Very Low Density Lipoproteine). Sie sind weitgehend identisch mit den Prä-β-Lipoproteinen, da sie elektrophoretisch vor den β-Globulinen wandern.
- LDL (Low Density Lipoproteine oder β-Lipoproteine). Sie wandern in der β-Fraktion der Elektrophorese.
- HDL (High Density Lipoproteine oder α-Lipoproteine). Elektrophoretische Wanderung entsprechend in der α_1 Globulinfraktion. Nach der Dichte sind sie in 2 Hauptfraktionen, HDL_2 und HDL_3, und eine Nebenfraktion, HDL_1, zu unterteilen.

Als Zwischenprodukte des Lipoproteinmetabolismus werden weiterhin noch die IDL (Intermediate Density Lipoproteine) und die „Chylomikronenremnants" abgetrennt. Sie sind jedoch nicht eindeutig von den VLDL bzw. LDL auf Grund ihrer Dichte zu trennen. Die Zusammensetzung der Plasmalipoproteine ist der nachfolgenden Tabelle (Tab. 3) zu entnehmen. Die Apolipoproteine sind in Tab. 4 charakterisiert.

Tabelle 3
Klassifikation und Zusammensetzung menschlicher Plasmalipoproteine (nach HALLER, HANEFELD, JAROSS 1983)

Elektrophoretische Mobilität	Auftragszone	Prä-β	β	α	α
Klassifikation nach Dichte	Chylomikronen	VLDL	LDL	HDL_2	HDL_3
Dichtegradient (kg/l)	< 0,95	0,95 … 1,006	1,006 … 1,063	1,063 … 1,125	1,125 … 1,21
Durchmesser (Å)	750 … 10000 (0,075 … 1 µm)	250 … 750 (25 … 75 nm)	200 … 250 (20 … 25 nm)	60 … 140 (6 … 14 nm)	40 … 100 (4 … 10 nm)
Relative Molmasse	$> 0{,}4 \times 10^9$	$5 \ldots 10 \times 10^6$	$2{,}7 \ldots 4{,}8 \times 10^6$	$3{,}9 \times 10^5$	$1{,}8 \times 10^5$
Zusammensetzung (%)					
Protein	0,5 … 2,5	10 … 13	20 … 25	45	55
Phospholipide	6	17	23	25	25
Cholesterol	3	23	45	25	18
Triglyceride	90	50	7	5	3
Apoproteine (des Proteinanteiles)	Lymph-Chylomikronen				
A I	7,4	Sp	–	67	
A II	4,2	Sp	–	22	
B	23	37	98	Sp	
C I	15	3,3	Sp	1 … 3	
C II	15	6,7	Sp	1 … 3	
C III	36	40	Sp	3 … 5	
D				+	
E	5	13	Sp	2	
Bildungsort	Darm	Leber/(Darm)	VLDL-Abbau	Leber, Darm, VLDL-Abbau	
Funktion	Transport resorbierter Triglyceride	Transport hepatisch gebildeter Triglyceride	Transport Cholesterol zu peripheren Zellen	– Transport Cholesterol von peripheren Zellen zur Leber – VLDL und Chylomikronen-Metabolismus	

Tabelle 4
Charakteristik der Apoproteine

Apoprotein	Relative Molmasse	Anzahl der Aminosäuren	Funktion	Bildungsort
A I	28000	243	– Determinante f. HDL-Rezeptor, Kofaktor für LCAT	Darm, Leber
A II	17000	154	– HDL-Struktur	Darm, Leber
B-100	549000		– VLDL-, IDL-, LDL-Struktur, Bindung an LDL-Rezeptor	Leber
B-48	265000		– Chylomikronenstruktur	Darm
C I	6600	57	– LCAT-Aktivator, Strukturprotein Chylomikronen, VLDL	Leber
C II	8800	78	– Kofaktor der LPL	Leber
C III 0-2	8900	79	– Hemmer der LPL Hemmer der ApoE-Rezeptor-Bindung	Leber
D	22700		?	
E	33000	299	– Bindung an LDL- u. E-Rezeptor (Leber) LCAT-Aktivator? – Abbau der IDL, Chyl-Remnants	Leber
A IV	46000		?	Darm

Im Katabolismus der Lipoproteine haben mehrere Enzyme entscheidende Bedeutung. Gut aufgeklärt ist die Lecithin-Cholesterol-Acyl-Transferase (LCAT) und das Lipoproteinlipasesystem.

1.3.2. Metabolismus der Serumlipoproteine und wesentliche Störungen

Einen Überblick über wesentliche Vorgänge im Lipoproteinmetabolismus vermittelt Abb. 2.

Chylomikronen

Die Chylomikronen sind die Transportpartikel für die im Darm resorbierten Triglyceride und das Cholesterol. Die Bildung erfolgt in der Mukosazelle, wobei der entscheidende Strukturbestandteil das Apo B ist. Die primäre Apolipoproteinkomposition der in die Darmlymphe abgegebenen Chylomikronen ist neben dem Apo B 48 charakterisiert durch einen hohen Anteil an Apo A-I sowie geringe Anteile an Apo-II und A-IV, während die anderen Apoproteine nur in Spuren vorliegen. In der Darmlymphe treffen die Chylomikro-

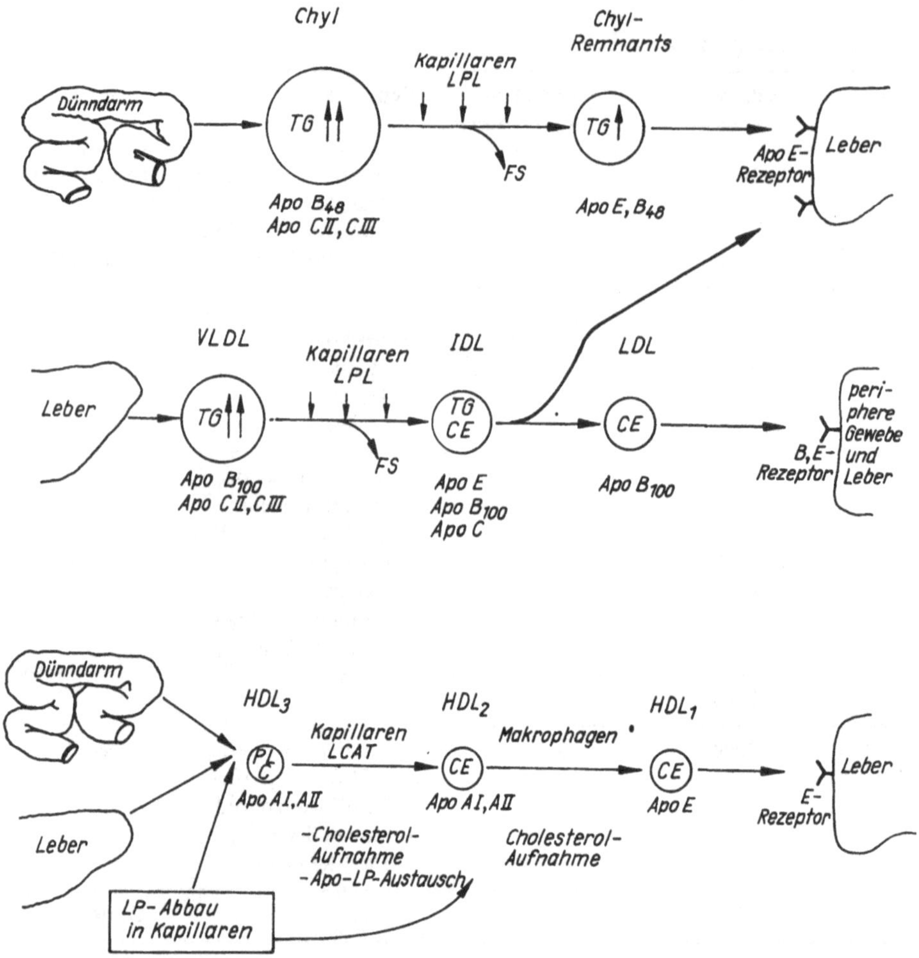

Abb. 2.
Schematische Darstellung des Lipoprotein-Metabolismus (die angegebenen Apolipoproteine sind Schlüsselkomponenten für den jeweils anschließenden Stoffwechselschritt)

nen auf Lipoproteine (VLDL und HDL), die von der Leber gebildet werden, und es kommt zu einem raschen Austausch der Apolipoproteine, ausgenommen Apo B 48. Das Ergebnis dieses Austausches ist eine weitgehend geänderte Apoproteinkomposition, die die Grundlage für einen sehr schnellen Abbau dieser Partikel in der Kapillarstrombahn bildet. Die Halbwertszeit der Chylomikronen beträgt etwa 5 min.

Der Abbau erfolgt in folgender Weise: Am Kapillarendothel sind Lipoproteinlipasemoleküle gebunden, die vorwiegend aus dem Fettgewebe, jedoch auch aus Muskelzellen und verschiedenen Organzellen stammen. Sie hydrolysieren die Triglyceride, wobei sie durch Apolipoproteine, die in der Schale der Chylomikronen lokalisiert sind, aktiviert und gehemmt werden (insbesondere Apo C-II und C-III). Die Chylomikronen werden somit durch die Aktion der Lipoproteinlipase von der Masse der Triglyceride entladen. Die entstehenden freien Fettsäuren und Monoglyceride werden in überwiegendem Maße von den Adipozyten aufgenommen. Entstehendes freies Glycerin wird nur durch die Leber aufgefangen. Während der Hydrolyse werden Schalenanteile der Chylomikronen an die HDL übertragen und von den HDL erfolgt gleichfalls ein Transfer bestimmter Komponenten. Das Resultat des Abbaues sind triglyceridarme Restpartikel, die als Chylomikronenremnants bezeichnet werden. Charakteristisch ist der Apo E-Anteil. Er ist entscheidend für die rasche hepatische Aufnahme dieser Partikel durch die Leber, indem die in der Leberzellmembran lokalisierten E-Rezeptoren und z. T. auch die B,E-Rezeptoren die Bindung und Internalisierung dieser Partikel realisieren. Möglichkeiten für Störungen dieses Prozesses sind:

- A-Beta-Lipoproteinämie
  Bei dieser seltenen erblichen Erkrankung besteht ein genetischer Defekt zur Bildung des Apo B 48 und Apo B 100. Deshalb können weder Chylomikronen noch VLDL gebildet werden. Die Konsequenz ist eine schwere Malabsorption und zahlreiche Folgeerscheinungen. Die Diagnostik stützt sich auf die fehlende Chylomikronenbildung postprandial neben dem sehr niedrigen TG- und fehlenden Apo B-Spiegel. Wichtiger diagnostischer Hinweis ist die Akanthozytose der Erythrozyten.

- Hyperchylomikronämie
  Als Hyperlipoproteinämie Typ I nach FREDRICKSON im Schrifttum ausgewiesen. Bei dieser sehr seltenen erblichen Erkrankung (Häufigkeit 1 : 100000) liegt ein Defekt des Lipoproteinlipasesystems oder eine Apolipoproteinopathie, bedingt durch die Unfähigkeit zur Bildung von Apo C II, vor.
  Eine wesentliche klinische Erscheinung ist bei beiden Defekten die im Nüchternzustand nachweisbare Hyperchylomikronämie.
  Die Sicherung der Diagnose erfolgt durch die Bestimmung der Lipoproteinlipasen und des Apo C-II.

- Von den erblichen Hyperchylomikronämien abzugrenzen sind erworbene Hyperchylomikronämien als Folge eines gestörten Lipoproteinlipasesystems. Sie können im Rahmen des chronischen Alkoholismus und bisher unbekannter pathogenetischer Mechanismen auftreten (HLP Typ V).

VLDL

Diese Lipoproteinfraktion enthält im wesentlichen jene Lipoproteinaggregate, die die in der Leber synthetisierten Triglyceride zu den peripheren Speicherorganen, dem Fettgewebe, transportieren. Bekanntlich bildet die Leber aus allen überschüssigen Energieträgern Triglyceride als inerte Energiespeicherform. Diese Triglyceride werden im Verband mit Apo B 100 und verschiedenen anderen Apoproteinen (insbesondere Apo C) als VLDL über die Lymphe in die Blutbahn abgegeben. Ihre Halbwertszeit ist länger als die der Chylomikronen. Der Abbau erfolgt ähnlich dem der Chylomikronen in der Kapillarstrombahn. Der Grundprozeß ist gleichfalls eine Lipolyse durch das Lipoproteinlipasesystem. Auch hier wirken die in der Schale der VLDL angeordneten Apo C-II und C-III als Aktivatoren oder Hemmer der LPL. Als Ergebnis der Entladung der VLDL von einem Großteil der Triglyceride und des begleitenden Austausches von Apolipoproteinen und Lipidkomponenten mit den HDL entstehen die IDL. Ein Teil dieser IDL wird über das Apo E von den Leberzellen aufgenommen und verstoffwechselt. Ein anderer Teil wird zu LDL umgewandelt. Während des Abbauweges bleibt in jedem VLDL-Partikel bis zum endgültigen Abbau das Apo B 100 integriert, während andere Apolipoproteine austauschbar sind. Störungen:

- Erhöhung der VLDL-Fraktion, Hypertriglyceridämie
  Die Erhöhung der VLDL-Fraktion ist klinisch als Hypertriglyceridämie erkennbar. Die häufigste Ursache ist eine erhöhte Synthese bei im wesentlichen unverändertem Katabolismus. Ursachen dieser Synthesesteigerung ist ein erhöhtes Angebot an Energieträgern zur hepatischen Fettsäuresynthese. Hier spielt vor allem eine Lipacidämie, bedingt durch vermehrte Lipolyse, eine große Rolle. Da die Menge der durch basale Lipolyse freigesetzten Fettsäuren mit der Vermehrung des Fettgewebes steigt, und solche Personen sich zusätzlich hyperkalorisch ernähren, ist die Adipositas eine Hauptursache der Hypertriglyceridämie. Daneben findet sich eine erhöhte Lipacidämie insbesondere beim Diabetes mellitus mit relativem oder absoluten Insulinmangel. Ein vermehrtes Angebot von Kalorienträgern jeder Art kann gleichfalls zur erhöhten VLDL-Bildung führen (Alkohol, Überernährung).

  Die Erhöhung der VLDL bzw. der Hypertriglyceridämie als Folge des gestörten Katabolismus ist quantitativ weniger bedeutsam. Sie kann bedingt sein durch eine Aktivitätsverminderung des Lipoproteinlipasesystems (Alkohol u. a.) und eine Wirkungsänderung des Apo C-II/C-III-Systems auf die Lipoproteinlipase.

- Verminderte VLDL-Bildung
  Eine seltene Erkrankung ist die bereits bei den Chylomikronen kurz charakterisierte A-Beta-Lipoproteinämie, bei der keine VLDL und ihre Abbauprodukte im Blut nachweisbar sind (extrem niedriger Triglyceridspiegel). Die Ursache besteht in der Unfähigkeit der Leber, das strukturbestimmende Apo B 100 zur VLDL-Bildung zur Verfügung zu stellen (kein Apo B 100 bestimmbar).

- Erhöhung der IDL (Dys-β-Lipoproteinämie)
  Diese Störung wird auch als Dys-β-Lipoproteinämie oder HLP Typ III bezeichnet und ist charakterisiert durch deutliche Erhöhung des Cholesterol- und Triglyceridspiegels und eine VLDL-Fraktion, die elektrophoretisch mit den β-Globulinen wandert (β-VLDL).

  Andere Bezeichnungen: Flottierende β-Lipoproteine. Hiermit wird ausgedrückt, daß Partikel, die in ihrer Zusammensetzung und ihrem physiko-chemischen Verhalten zwischen den VLDL und LDL stehen, sich anhäufen. Diese Partikel sind charakterisiert durch einen hohen Apo E-Gehalt. Durch die Anhäufung dieser Partikel ist auch der Apo E-Spiegel im Serum deutlich erhöht. Die Isoproteincharakteristik des Apo E mit Hilfe der isoelektrischen Fokussierung weist aus, daß das Apo E in der Regel nur aus einem Isoprotein besteht, das gegenüber dem normalen Apo E 3 und dem selteneren E 4 eine Ladungsveränderung zeigt. Es handelt sich bei diesem Apo E 2 um ein Protein mit einer Punktmutation im Zentrum des Molekülbezirkes, der für die Erkennung durch den E- bzw. B,E-Rezeptor von großer Bedeutung ist. Dadurch können diese Partikel nicht korrekt hepatisch gebunden werden.

Die biochemische Erkennbarkeit dieser Störung ist durch folgende Befunde möglich:

1. Stark erhöhtes Cholesterol neben erhöhten Triglyceridspiegeln im Blut.
2. In der Elektrophorese breite Fraktionen im β- bis prä-β-Bereich.
3. Hoher Apo E-Spiegel.
4. Typisches Apo E-Isoproteinmuster (E 2/E 2) bei der isoelektrischen Fokussierung.

Das hohe Risiko für Herz-Kreislauf-Erkrankungen erfordert die sorgfältige Diagnostik dieser Störung. Die Häufigkeit in der Bevölkerung beträgt etwa 1 : 10000.

LDL

Die LDL entstehen aus dem Abbau der VLDL. Das Apo B wird hierbei nicht ausgetauscht und verbleibt im Bestand jedes einzelnen Partikels. Die cholesterolreichen LDL enthalten nur noch Spuren der Triglyceride und haben auch alle anderen Apolipoproteine bis auf sehr geringe Anteile verloren. Die LDL sind die Hauptkomponente des Cholesteroltransports im Körper. Beim gesunden Menschen enthalten sie ca. 3/4 des Blutcholesterols. Die Halbwertszeit der Partikel beträgt 3 bis 5 Tage. Sie haben entscheidenden Anteil bei der Sicherung der Cholesterolhomöostase jeder Körperzelle, indem sie für die Körperzellen Cholesterollieferanten sind, wobei jedoch auch jede Zelle eine eigene Synthesemöglichkeit für diese lebensnotwendige Substanz besitzt. Zwischen diesen beiden Cholesterolbereitstellungssystemen der Zelle gibt es eine unmittelbare Wechselwirkung, die über die LDL-Rezeptoren realisiert wird. Jede Zelle trägt an ihrer Oberfläche zur LDL-Aufnahme in bestimmter Anordnung LDL-Rezeptoren. Diese erkennen die LDL auf Grund ihres Apo B 100-Anteils, binden die LDL-Partikel und internalisieren sie. In der Zelle bewirkt dieser exogene Cholesterolzufluß eine Hemmung der internen Cholesterolsynthese über das Schlüsselenzym die 3,5-HMG-CoA-Reduktase. Während 2/3 des LDL-Katabolismus über diesen Rezeptormechanismus erfolgt, wird 1/3 über das Monozyten-Makrophagen-System unter Vermittlung anderer Rezeptoren realisiert (Scaranger-Weg).

Wesentliche Störungen sind: Erhöhung der LDL (Hypercholesterolämie). Eine wesentliche Ursache können hierbei Defekte im LDL-Rezeptor-System sein. Diese Defekte führen zum Aufstau der LDL und damit zur familiären Hypercholesterolämie. Bei homozygoten Merkmalsträgern entsteht gleichzeitig eine Enthemmung der intrazellulären Cholesterolsynthese. Die heterozygot Erkrankten haben eine deutliche LDL-Erhöhung, jedoch ist die intrazelluläre Cholesterolsynthese reguliert. Neben den verschiedenen Formen der erblichen Rezeptordefekte sind für die LDL-Erhöhungen auch Defekte im Rezeptorerkennungsbereich des Apo B ursächlich verantwortlich. Der größte Teil der LDL-Erhöhungen ist wahrscheinlich durch Anomalien in der Regulation der LDL-Homöostase bedingt. Es sind jene, die durch eine fett- und cholesterolreiche Ernährung zu induzieren sind. Diese Form wird auch als polygene Hypercholesterolämie bezeichnet.

HDL

Die HDL-Fraktion ist hinsichtlich Ursprung, Partikelgröße und chemischer Zusammensetzung sehr heterogen. Sie wird sowohl von der Leber als auch vom Darm gebildet. Als dritte Quelle wirken die Abbauprozesse der triglyceridreichen Lipoproteine (Chylomikronen und VLDL), in deren Verlauf Schalenanteile zu neuen HDL-Partikeln formiert werden. Die HDL-Fraktion bildet das Reservoir für die verschiedensten Apolipoproteine, die für den Katabolismus von besonderer Bedeutung sind.

Weiterhin spielt diese Fraktion für den Rücktransport des Cholesterols aus der Körperperipherie zur Leber eine besondere Rolle. Cholesterol kann nur in der Leber durch Umwandlung in Gallensäuren abgebaut werden. Schlüsselfunktionen für diesen Rücktransport hat die HDL-Fraktion, wobei auch die anderen Lipoproteinfraktionen in diesen Prozeß integriert sind. Im Metabolismus wirken die HDL-Fraktionen und die hepatisch gebildete LCAT eng zusammen. Die struktur- und funktionsbestimmenden Apoproteine der HDL-Fraktion sind Apo A-I und A-II. Apo A-I wirkt hierbei als Aktivator der LCAT (gemeinsam mit Apo C-I). Weiterhin ist es Determinante für Zellrezeptoren des Monozyten-Makrophagen-Systems. Es wird angenommen, daß der Rücktransport des Cholesterols aus den Makrophagen so erfolgt, daß die HDL nach Rezeptorbindung in die Zelle eintreten, dort mit Cholesterol beladen, mit Apo E angereichert und danach wieder aus der Zelle ausgeschleust werden. Als Apo E-reiche HDL1 werden sie sehr rasch von den Heptozyten erkannt und aufgenommen. Daneben gibt es einen Apo A-I-vermittelten rezeptorabhängigen Abbauweg. Darüber hinaus spielen mit großer Wahrscheinlichkeit Cholesterolaufnahmen aus Membranen verschiedenster Zellen, die von den HDL berührt werden, eine Rolle.

Während der Abbauwege der triglyceridreichen Lipoproteine wird die HDL-Fraktion in ihrer Zusammensetzung verändert, indem sie Cholesterol und Apolipoproteine von den Chylomikronen und VLDL sowie IDL aufnimmt und sich die Dichte verändert (Umwandlung von HDL 3 in HDL 2).

Folgende Veränderungen des HDL-Stoffwechsels seien genannt:

- Eine Verminderung der HDL-Fraktion (Hypoalphalipoproteinämie) kann mit einem verminderten Cholesterolrücktransport zur Leber verbunden sein und damit zu einer Arteriosklerosegefährdung führen. Bisher wurden verschiedene genetische HDL-Mangelerkrankungen nachgewiesen, von denen jedoch nur einige ein erhöhtes Herz-Kreislauf-Risiko hatten. Die bekannteste ist die Tangier-Erkrankung (fehlende HDL-Fraktion, d. h. sehr niedriges HDL-Cholesterol, kaum meßbares Apo A-I, orange Tonsillen, keine prämature Arteriosklerose). Daneben gibt es Hypoalphalipoproteinämien, deren Ursachen unklar sind, die jedoch mit einem erhöhten Arterioskleroserisiko verbunden sind.
- Eine Erhöhung der HDL-Fraktion kann genetisch bedingt sein. Sie kann die Folge sehr intensiven Muskeltrainings sein und tritt nach chronischem Alkoholkonsum auf. Diese Störung hat keine krankhafte Bedeutung, sondern ist in den meisten Fällen als Ausdruck einer guten Risikokonstellation für Herz-Kreislauf-Erkrankung zu betrachten. Charakteristikum: Erhöhtes HDL-C, erhöhter Apo A-I-Serumspiegel.

Lp(a)

Im Blutplasma des Menschen findet sich ein Lipoprotein, dessen Proteinanteil vorwiegend aus Apo B und einem spezifischen Protein (Apoprotein (a)) besteht, das Strukturanalogien zum Plasmin aufweist. Beide Proteine sind durch Disulfidbrücken miteinander verbunden. Die individuelle Konzentration dieses Lp(a) im Blutplasma ist sehr unterschiedlich.

Epidemiologische Studien haben bewiesen, daß erhöhte Lp(a)-Serumkonzentrationen einen unabhängigen Risikofaktor für eine prämature Arteriosklerose darstellen. Die Funktion des Lipoproteins ist bisher nicht bekannt. Die Bildung erfolgt in der Leber. In der Lipoproteinelektrophoreses führt es unter bestimmten Bedingungen zur Ausbildung von zwei prä-β-Banden.

1.3.3. Einteilung der HLP

Prinzipiell wird zwischen primärer und sekundärer (durch andere Grundkrankheiten ausgelöste) HLP unterschieden. Die Frage primäre oder sekundäre HLP wird durch klinische und labordiagnostische Zusatzuntersuchungen geklärt.

Die Zuordnung der primären HLP erfolgt durch die Basisparameter TC, TG, HDL-C und die Zusatzinformationen Trübung oder Aufrahmung des Serums nach Kühlschranktest.

Primäre HLP

	IHD-Risiko	TC	TG	Aufrahmung	Trüb.	Elektr. Phänotyp
Hypercholesterolämie						
– polygen	↑	↑	–	–	–	IIa
– familiär	↑↑	↑↑	–	–	–	IIa, IIb
Hypertriglyceridämie						
– sporadisch } – familiär }	(↑) Apo B!	↑	↑↑↑	– (+)	+ +	IV, V
kombinierte Hyperlipidämie (mixed HLP)						
– sporadisch } – familiär }	↑↑	↑	↑	–	+ +	IIa, IIb IV, V
Hyperchylomikronämie	–	(↑)	↑↑↑	+ +	–	I
Typ III Hyperlipidämie („Remnant"-HLP, Dys-β-Lipoproteinämie	↑↑	↑↑	↑↑	–	+ +	III
HDL-Dyslipoproteinämie	↑	– HDL-C < 0,9 mmol/l	–	–	–	–

Sekundäre HLP

treten bei folgenden Krankheiten gehäuft auf:

– Diabetes mellitus	TG ↑↑ TC ↑ HDL-C ↓
– Alkoholabusus	TC ↑ HDL-C ↑
– Hypothyreose	TC ↑↑
– chronische Niereninsuffizienz	TG ↑↑ TC ↑
– Nephrotisches Syndrom	TG ↑↑ TC ↑↑
– Cholestatische Leber- oder Gallenwegserkrankungen	TC ↑ HDL-C ↓
– spezielle Medikamente	TG u. oder TC ↑

2. Erfassung von Lipidstoffwechselstörungen

2.1. Erfassungsstrategie

Die frühzeitige Erkennung von HLP und DLP hat für die Prävention von arteriosklerotischen Erkrankungen, insbesondere der IHD, eine außerordentliche Bedeutung. Da indessen sehr wirksame diätetische und medikamentöse Möglichkeiten existieren, ist es ärztliche Pflicht, Personen mit einem sehr hohen Risiko zu erkennen und zu behandeln. Diese Aufgabe besteht in Ergänzung zur Präventionsstrategie auf Bevölkerungsebene, die vor allem darauf ausgerichtet ist, das Gesundheitsverhalten in der gesamten Bevölkerung zu verbessern, indem vor allem die Ernährungs- und Rauchgewohnheiten sowie die körperliche Aktivität positiv beeinflußt werden.

Die Erkennung und Behandlung der Personen mit hohem Risiko (Individualstrategie) ist stets mit einer optimalen Labordiagnostik verbunden. Die Erfassungsstrategie dieser Risikopersonen ist in das medizinische Betreuungssystem unseres Landes so einzuordnen, daß der Aufwand vertretbar ist. Hierzu bietet sich als realisierbarer Weg die Kopplung von dem sog. „Gelegenheitsscreening“ mit einem „selektiven Screening“ an.

2.1.1. Gelegenheitsscreening

Darunter versteht man die Erfassung der Risikopersonen im Rahmen einer medizinischen Untersuchung, die aus einem anderen Anlaß erfolgt. Beispiele sind: Überwachungsuntersuchungen in Krippen, Kindergärten und Schulen, Einstellungs- und Musterungsuntersuchungen, betriebliche Reihen- und Überwachungsuntersuchungen, gelegentliche Arztkonsultationen.

Prinzipiell sollten die Risikopersonen so früh wie möglich erkannt werden. Als frühester Zeitpunkt bietet sich die zweite Hälfte des 1. Lebensjahres an, da in dem ersten Halbjahr regulatorische Mechanismen zu einer recht unterschiedlichen Auslenkung der Prüfkomponenten führen. Die Ausprägung vieler Lipoproteinstoffwechselstörungen erfolgt jedoch erst nach Abschluß der Pubertät.

Da vorwiegend Männer an IHD erkranken, somit das männliche Geschlecht einen zusätzlichen Risikofaktor darstellt, sollten prinzipiell alle jungen Männer beim Eintritt in das Berufsleben untersucht werden. Im Verlauf des Arbeitslebens erscheint eine kontinuierliche Überwachung durch das Betriebsgesundheitswesen relativ leicht realisierbar.

2.1.2. Selektives Screening

Darunter ist die gezielte Untersuchung von Personen zu verstehen, die bestimmte Charakteristika aufweisen, die einen positiven Befund wahrscheinlich machen. Folgende Merkmale sollten Grundlage der Auswahl sein:

- Kurzlebigkeit in der Familie durch Herz-Kreislauf-Erkrankungen, frühes Auftreten von Herzinfarkten,
- gehäufte Fettstoffwechselstörungen in der Familie,
- klinische Hinweise auf Fettstoffwechselstörungen (Xanthome, Xanthelasmen, Arcus corneae),
- andere Risikofaktoren
  (Das gleichzeitige Vorliegen mehrerer Risikofaktoren bedingt eine Potenzierung des IHD-Risikos!)
  - Diabetes mellitus
  - Hypertonie
  - Zigarettenrauchen
  - Adipositas
  - Gicht
  - Antikonzeptivaeinnahme

Gelegenheits- und selektives Screening ergänzen sich gut und ermöglichen bei konsequenter Durchführung, daß in einer überschaubaren Zeit ein Großteil der Bevölkerung überprüft ist und die besonders gefährdeten Personen erkannt sind.
Für die Effektivität der Erfassung sind weitere Voraussetzungen entscheidend. Dazu gehören ein qualitativ ausreichendes Laboruntersuchungsprogramm, die Sicherung einer ausreichenden Verfügbarkeit der Befunde und ein vernünftiges Zeitregime von Wiederholungsuntersuchungen.

2.1.3. Häufigkeit von Überwachungsuntersuchungen

Da sich die HLP oder DLP erst im Laufe des Lebens entwickeln kann, ist eine Überprüfung des Lipoproteinstoffwechsels in gewissen Zeitabständen auch bei Personen mit Normalwerten erforderlich. Bei allen Männern sowie bei Frauen mit anderen Risikofaktoren sollten Überprüfungen des Lipoproteinstoffwechsels alle 5 Jahre erfolgen. Bei deutlicher Erhöhung einer der Prüfkomponenten ist die Diagnose HLP erst nach mindestens einer Bestätigungsuntersuchung ohne therapeutische Maßnahme zu stellen. Bei Personen mit einer HLP oder DLP beträgt der Kontrollzeitraum in Abhängigkeit von der Therapie in der Einstellungszeit 1 ... 3 Monate, später sind 1/2jährliche Kontrollen erforderlich. Bei Patienten, die bereits koronare Herzerkrankungen oder eine andere arteriosklerotische Erkrankung haben, sollte gleichfalls der Lipoproteinstoffwechsel überprüft werden, da die konsequente Behandlung der HLP und DLP eine Progredienz der Erkrankung verhindern und in besonderen Fällen sogar eine Regression erreicht werden kann.

2.1.4. Dokumentation der Befunde

Die Meßergebnisse dürfen nicht nur dem Arzt, der die Untersuchung veranlaßt hat, zur Verfügung stehen, denn sie werden über einen langen Zeitraum wiederholt benötigt. Als geeignete Form erscheint die Eintragung in Dokumente, die in der Hand des Patienten bleiben (letzte Seite des SV-Ausweises oder „Gesundheitspaß"). Auf diese Weise sind die

Laboruntersuchungsergebnisse für spätere Arztkonsultationen und für den Untersuchten verfügbar. Im Unterschied zu anderen Laborwerten sollte der Untersuchte das Analysenergebnis kennen und dessen globale Interpretation überschauen. Er soll lernen, in grober Vereinfachung sein CHD-Risiko einzuschätzen. Voraussetzung ist hierfür die Kenntnis der Entscheidungsgrenzen. Letzteres setzt eine umfassende Aufklärung voraus, die im Zusammenhang mit der Präventionsstrategie auf Bevölkerungsebene unter Einschaltung der Medien und Nutzung von popularwissenschaftlichen Möglichkeiten zu erfolgen hat („Jeder Mensch kennt seinen Cholesteronspiegel").

2.2. Laborprogramm

Voraussetzung für eine Untersuchung ist die richtige Vorbereitung des Patienten (Abschn. 2.2.5.).

2.2.1. Suchprogramm

Das Suchprogramm besteht aus Beurteilung von Serumtrübung und -Aufrahmung nach mehrstündigem Stehen (Kühlschranktest) und der Bestimmung der Gesamtcholesterolserumkonzentration.

Nach Blutabnahme und Abtrennung der Blutzellen wird das Serum nach ca. 12-stündiger *Lagerung im Kühlschrank* beurteilt. Chylomikronen und großvolumige VLDL rahmen hierbei auf und weisen sich durch eine sahneartige Schicht aus (Hyperchylomikronämie: alimentär, Alkoholabusus, Typ V-HLP, sehr selten familiär).

Eine deutliche Vermehrung der VLDL zeigt sich in einer Serumtrübung (Hypertriglyceridämie, isoliert oder kombiniert). Eine Erhöhung der LDL ist nicht erkennbar. Prinzipiell wird somit eine Information über die Erhöhung triglyceridreicher Partikel erhalten, während eine Cholesterolerhöhung nicht erkennbar ist.

Als informativste Prüfkomponente wird seit Jahren die *Gesamtcholesterolbestimmung* betrachtet. Die Standardmethoden sind Varianten der LIEBERMANN-BURCHARD-Reaktion ohne vorgeschaltete Extraktion. Trotz der Unspezifität dieser chemischen Reaktion und des dadurch bedingten systematischen Fehlers sind die Ergebnisse gut verwertbar. Bei der Interpretation sollte der Fehler jedoch beachtet werden. Die spezifischen enzymatischen Cholesterolbestimmungen sind wegen der relativ hohen Kosten z. Z. nicht standardisiert. Die chemischen Verfahren benötigen eine exakte Beachtung der Reaktionsbedingungen und eine sehr sorgfältige Qualitätskontrolle. Die Meßwerte sind durch Mitreaktion ähnlicher Metaboliten um ca. 0,2 mmol/l höher als bei enzymatischen Bestimmungen. Da die Hauptmenge des Cholesterols in den LDL vorliegt, informiert die Bestimmung vorwiegend über diese Fraktion. Ist die Konzentration der VLDL stark erhöht (Hypertriglyceridämie), kann auch diese Fraktion für den Cholesterolspiegel mitbestimmend sein. Da 20...30% des Cholesterols in den HDL vorliegen, kann eine für die Person günstige deutliche Erhöhung der HDL-Konzentration z. T. durch eine leichte Erhöhung des Gesamt-Cholesterolspiegels charakterisiert sein. Dieser Befund ist durch weitere Untersuchungen zu klären.

Als sehr einfache Voruntersuchung hat sich der *Lipoproteintrübungstest* (*LTT*) bewährt. Er kann jedoch nur als Vortest betrachtet werden, d. h. er wird der Cholesterol- und TG-Bestimmung vorgeschaltet. Bei einer niedrigen Entscheidungsschwelle (6,5 TE) sind falsch-negative Ergebnisse zu vermeiden, jedoch müssen viele falsch-positive Werte in Kauf genommen werden. Beim LTT werden durch Heparin und Calciumionen alle Apo-B-haltigen Lipoproteine (LDL, IDL, VLDL, Chylomikronen) feindispers ausgefällt und turbidimetrisch gemessen. Damit ist der Test prinzipiell geeignet, alle HLP zu erfassen.

Wesentliche Nachteile der Methode sind die schlechte Eichfähigkeit und Probleme bei der Trübungsmessung. Diese sind jedoch durch eine korrekte Arbeitsweise beherrschbar und die Einfachheit und Billigkeit dieser Methode ist sehr vorteilhaft. Da die Ergebnisse des LTT sowohl mit dem Triglycerid- als auch mit dem Cholesterolserumspiegel korrelieren, kann man diesen Test als Schwellenwertmethode in ein Suchprogramm einordnen.

2.2.2. Grunddiagnostik

Bei positivem Ausfall eines der Suchteste (Kühlschranktest, LTT und TC-Bestimmung) erfolgt die Bestimmung der TG- und HDL-C-Serumkonzentration. Die Parameter Gesamtcholesterol, TG und HDL-Cholesterol sind die Grundkenngrößen des Lipoproteinstoffwechsels.

Der TG-Spiegel wird vorwiegend durch die Konzentration der VLDL und Chylomikronen im Serum determiniert, deren pathogenetische Bedeutung für die Atheroskleroseentwicklung zwar geringer als die der LDL ist, die jedoch zusätzliche Einflüsse auf die Blutviskosität und das Gerinnungssystem haben. Als Bestimmungsmethode wurde in der DDR ein halbenzymatisches Verfahren mit vorgeschalteter alkalischer Verseifung standardisiert. Die vollenzymatischen Methoden sind durch größere Praktikabilität und höhere Präzision gekennzeichnet, z. Z. jedoch nicht standardisiert. Der relativ hohe Preis der enzymatischen Methoden läßt auch chemische Methoden trotz geringerer Spezifität berechtigt erscheinen. Deshalb wurde auch ein manuelles chemisches Verfahren standardisiert. Die Praktikabilität dieser Methode ist jedoch bedeutend geringer als die der enzymatischen TG-Bestimmungsmethode.

HDL-C

Für die Risikoeinschätzung hat die Serumkonzentration des HDL-C sehr hohen Wert, und die Bedeutung dieser Prüfkomponente ist kaum geringer als die der Gesamtcholesterolbestimmung. In jedem Fall einer Cholesterol- und TG-Erhöhung ist die HDL-C-Bestimmung notwendig. Unter anderem können geringe Gesamtcholesterolerhöhungen allein durch Erhöhungen des HDL-C bedingt sein, was für die betroffene Person bedeutsam ist (kein Risiko!). Eine Kombination von deutlicher TC-Erhöhung bei niedrigem HCL-C ist hingegen ein recht ungünstiger Befund. Bei Hypertriglyceridämien sind die HDL-C-Werte relativ unsicher.

International vergleichbare Werte werden nur mit einer enzymatischen Cholesterolbestimmungsmethode nach Fällung der Apo-B-haltigen Lipoproteine gefunden, während mit der chemischen Cholesterolstandardmethode als Endbestimmung 0,1 ... 0,2 mmol/l zu hohe Werte gemessen werden.

2.2.3. Erweiterte Grunddiagnostik

Zum erweiterten Programm der Grunddiagnostik gehören die Berechnung des LDL-Cholesterols, die Bestimmung der Apolipoproteine B und A-I sowie die Lipoproteinelektrophorese.

LDL-Cholesterol

In der Routinediagnostik wird die LDL-C-Konzentration nach der „FRIEDEWALD"-Formel berechnet:

$$\text{LDL-C} = \text{TC} - \text{HDL-C} - 0{,}46 \times \text{TG}$$

Es können zu diesem Zweck auch Nomogramme benutzt werden.

Der LDL-C-Spiegel ist insbesondere für therapeutische Fragen bei Patienten mit hohem IHD-Risiko von Interesse.

Lipoproteinelektrophorese

Die Typisierung der Hyperlipoproteinämien nach FREDRICKSON wurde zwar vor Jahren von der WHO empfohlen, ist jedoch heute nur noch von untergeordnetem Wert für die Klassifizierung der HLP. Die Hauptursache hierfür ist, daß

1. die Typen II, IV, und V insbesondere durch diätetische oder medikamentöse Einwirkungen, ineinander umwandelbar sind,
2. der Typ III nicht eindeutig durch diese Methode erfaßbar ist und
3. durch die Phänotypisierung mittels der Elektrophorese eine Charakterisierung des genetischen Defektes nicht möglich ist.

Trotzdem dient diese Methode nach wie vor zur einfachen Beantwortung der Frage, welche Hauptfraktionen bei einer Hyperlipoproteinämie erhöht sind. Darüber hinaus kann durch die Beurteilung der Präbetabande (Dopplung) eine zusätzliche Information für eine wahrscheinliche Erhöhung des LP(a) erhalten werden. Die Lipidelektrophorese gehört deshalb in das Untersuchungsprogramm eines speziellen Lipidlabors. Diese Methode ist nicht Bestandteil der Laborpalette eines durchschnittlichen Labors des Typs II, da die Beurteilung der Ergebnisse großer Erfahrung bedarf.

Apolipoproteine A-I und B

Im Rahmen der Charakterisierung der HLP und DLP gewinnen zunehmend die Bestimmungen von Apolipoproteinen Bedeutung. Die turbidimetrischen Bestimmungen von Apo A-I und B sind technisch einfach und in jedem großen Labor durchführbar. Sie wurden im nationalen Rahmen standardisiert, obwohl Probleme der Richtigkeit bzw. der internationalen Vergleichbarkeit bisher nicht gelöst sind.

Beide Apoproteinserumkonzentrationen haben beim Vorliegen einer Hypertriglyceridämie Bedeutung und sollten in diesem Falle bestimmt werden. Es gilt als weitgehend gesichert, daß die Hypertriglyceridämie in Kombination mit einer Apo B-Erhöhung einen substantiellen Risikofaktor darstellt. Das trifft jedoch nicht für die HTG ohne Apo B-Erhöhung zu. Die Apo B-Erhöhung kann auch ohne eine deutliche Cholesterolerhöhung auftreten. Bei Hypertriglyceridämien ist außerdem die HDL-C-Bestimmung unsicher.

Wesentlich weniger wird hingegen die Apo A-Bestimmung gestört, so daß eine solide Information über den HDL-Spiegel durch diese Untersuchung erhalten werden kann. Umfangreiche retro- und prospektive Studien haben gezeigt, daß die Kombination der Apo A-I- und -B-Bestimmung den höchsten prädiktiven Wert für IHD hat, jedoch sind die Probleme der Vergleichbarkeit bisher ungelöst, und die wesentlich begrenzteren internationalen Erfahrungen im Vergleich mit den Parametern TC und HDL-C bedingen, daß diese Parameter derzeitig in die zweite diagnostische Reihe gehören.

LP (a)

In zahlreichen Studien wurde nachgewiesen, daß die Erhöhung der Serumkonzentration von Lp(a) ein unabhängiger Risikofaktor ist. Bisher steht jedoch in der DDR kein brauchbares Testbesteck zur Verfügung, das einen breiten Einsatz ermöglicht. Prinzipiell ist dies ein weiterer Parameter für das Grundprogramm der Lipiddiagnostik.

2.2.4. Spezielle Diagnostik

Zu den Spezialmethoden in der Lipoproteinanalytik gehören:
- Apolipoproteinbestimmungen einschließlich der Analytik der Isoformen;
- Ultrazentrifugationsuntersuchungen einschließlich der Analytik der Komponenten der verschiedenen Lipoproteinklassen;
- Präzipitationsmethoden zur Gewinnung einzelner Fraktionen (z. B. Bestimmung der HDL-2 u. HDL-3);
- Bestimmung der Aktivität von Schlüsselenzymen des Lipoproteinstoffwechsels (Lipoproteinlipasen, LCAT);
- Analytik der Fettsäuren, der Phospholipide;
- Analytik der Lipoproteinrezeptoren;
- stoffwechselkinetische Untersuchungen.

Diese Methoden gehören alle in das Methodeninventar von Speziallaboratorien. Sie sind z. Z. für eine nationale Standardisierung nicht vorgesehen und damit nicht Gegenstand des Kommentarbandes.

2.2.5. Prüfmaterial

Allgemeine Anforderungen an Patienten und Probengewinnung

Zur klinisch-chemischen Diagnostik von Hyper- und Dyslipoproteinämien ist die Einhaltung bestimmter präanalytischer Voraussetzungen notwendig, um repräsentative Ergebnisse zu erhalten:
- Blutabnahme morgens nach mindestens 12stündiger Nahrungs- und mindestens 48stündiger Alkoholkarenz;
- Abnahme des Venenblutes am sitzenden Patienten ohne größere Stauung;
- Patient muß sich in einer stabilen Gewichtsphase befinden;
- „normale“ isokalorische Ernährung in den letzten 14 Tagen vor der Blutabnahme;
- lipidwirksame Medikamente mindestens 3 Wochen vor der Untersuchung absetzen;
- keine akuten Erkrankungen, Streß oder Störungen im Lebensrhythmus in den Tagen vor der Blutentnahme.

Zur Sicherung der Diagnose sollte mindestens eine weitere Blutentnahme unter den gleichen Bedingungen im Abstand von etwa 3 Tagen erfolgen.

Für die Diagnose einer primären HLP müssen mögliche Ursachen für eine sekundäre HLP ausgeschlossen werden. Dazu gehören insbesondere Veränderungen in der endokrinen Situation, Stoffwechselstörungen, verschiedene akute und chronische Erkrankungen sowie exogene Einflüsse, von denen in Tab. 5 eine Auswahl angegeben ist.

Tabelle 5
Ursachen für sekundäre HLP

Auslösende Ursache	Lipoproteinmuster (HLP-Typ)	Pathogenese
Cushing-Syndrom	II a, II b	VLDL-Synth. ↑, VLDL → LDL
Hypophysärer Zwergwuchs	II b	VLDL-Synth. ↑, VLDL → LDL
Hypothyreose	II a, III	VLDL- u. LDL-Abbau ↓
Akromegalie	IV	VLDL-Synth. ↑
Hypophyseninsuff.	IV	VLDL-Abbau ↓
Anorexia nervosa	II a	
Akute intermitt. Porphyrie	II a	
Glykogenspeicherkrankh.	IV	VLDL-Synth. ↑, LPL ↓
Diab. mellitus Typ I	IV, V	VLDL-Abbau ↓, LPL ↓
Typ II	IV, V	VLDL-Synth. ↑
Chron. Nierenversagen	IV, V	VLDL-Abbau ↓
Nephrotisches Syndrom	II a, II b, IV, V	VLDL-Synth. ↑, dir. hepat. LDL-Sekr.
Paraproteinämien (Myelom, Makroglobulinämie, Lymphom)	I, II, III, IV, V	Störungen im LP-Abbau durch AK gegen LP oder LPL
Lebererkr. mit Cholestase	II b und LP-X	Übertritt von Gallenlipiden in Blutbahn
Chron. Alkoholismus	IV, V	VLDL-Synth. ↑, -Abbau ↓
Glukokortikoide	II a, II b	VLDL-Synth. ↑, VLDL → LDL
Kontrazeptiva		
östrogenbetont	IV	VLDL-Synth. ↑, -Abbau ↓
gestagenbetont	II b	VLDL-Synth. ↑, LDL-Abbau ↓
Schwangerschaft	IV, V	VLDL-Synth. ↑, -Abbau ↓

Aufbewahrung von Prüfmaterial

Nach der Blutgewinnung ist das Serum möglichst rasch vom Blutkuchen abzutrennen. Längeres Stehenlassen des Blutes bei Zimmertemperatur führt zur Hämolyse und damit zur Verschiebung der Lipidzusammensetzung. Aufbewahrung und Versand sollten nur mit Serum und keinesfalls mit Blut vorgenommen werden. Serum läßt sich bei 2 ... 8 °C bis zu 2 Tagen für die TG-Bestimmung und bis zu einer Woche für die übrigen Lipid- und Lipoprotein-Parameter aufbewahren.

Die Bestimmung der Lipide und Apolipoproteine kann auch aus tiefgefrorenem Serum erfolgen. Für die Untersuchung intakter Lipoproteine (LP-Trübungstest, Elektrophorese, HDL-Cholesterol) darf tiefgekühltes Serum nicht verwendet werden. Es können Veränderungen des nativen Lipoproteinzustandes eintreten, die sich in der Abtrennung von Lipidanteilen aus dem Lipoproteinverband, durch veränderte elektrophoretische Mobilität, durch veränderte Teilchengröße oder Fällbarkeit der Lipoproteine bemerkbar machen.

Werden im Kühlschrank aufbewahrte oder tiefgekühlte Seren zur Untersuchung eingesetzt, so ist auf sorgfältige Homogenisierung durch Umschwenken zu achten, damit evtl. aufgerahmte oder abgesetzte Anteile wieder gleichmäßig im gesamten Prüfmaterial verteilt werden.

Für die Bestimmung von 3-Hydroxybutyrat ist EDTA-Blut zu verwenden, das innerhalb einer Stunde zu verarbeiten ist.

Soll die Fettsäureausscheidung im Kot bestimmt werden, so ist von einer Sammelperiode von 3 Tagen auszugehen. Der Sammelkot ist gründlich zu homogenisieren. Das Material kann tiefgekühlt bzw. bei 2...8 °C aufbewahrt werden.

Die Gewinnung von Fruchtwasser zur Durchführung des Schaumtestes und zur Bestimmung des Lecithin/Sphingomyelin-Quotienten sollte durch Amniozentese erfolgen. Wird es beim Blasensprung gewonnen, so können erhebliche Verunreinigungen in ihm enthalten sein, die zu Fehlerresultaten führen. Fruchtwasser sollte unmittelbar nach der Gewinnung zur Untersuchung eingesetzt werden.

Fehlermöglichkeiten

Es sei hier besonders auf die Reinigung von Laborgeräten hingewiesen, die für den Erhalt einwandfreier Ergebnisse wichtig ist. Eine gründliche Spülung mit Leitungswasser und destilliertem Wasser, verbunden mit einer mechanischen Reinigung, ist bei Geräten, die wäßrige Flüssigkeiten enthielten, meist ausreichend. Sind Geräte, in denen sich Lipidextrakte befanden, zu reinigen, so sollte das mit Chromschwefelsäure geschehen. Hier, wie bei der Behandlung mit oberflächenaktiven Reinigungsmitteln, ist anschließend gründlichst mit Leitungswasser und destilliertem Wasser zu spülen, um auch geringste Reste der Chromschwefelsäure bzw. der oberflächenaktiven Stoffe zu entfernen. Ungenügende Spülung kann zur Hemmung enzymatischer Reaktionen bzw. zu unerwünschten Veränderungen physikochemischer Eigenschaften von Lipoproteinen führen.

Qualitätskontrollmaterial

Als spezielles Lipidkontrollmaterial wurde Lip I (VEB Sächsisches Serumwerk, Dresden) mit z. Z. deklarierten Werten für die TG entwickelt. Als Präzisionskontrollmaterial ist für die Lipidparameter auch Serulat PK II (VEB Sächsisches Serumwerk, Dresden) geeignet. Für die Untersuchung von Präzision und Richtigkeit bei Lipidbestimmungen wurden teilweise die Kontrollmaterialien Precilip bzw. Precilip E. L. (Fa. Boehringer, Mannheim) mit deklarierten Gehalten für TC, TG und HDL-Cholesterol sowie Seronorm (Fa. Nyegaard, Oslo) verwendet.

Die Richtigkeit von Methoden, die intakte Lipoproteine erfassen (z. B. LP-Elektrophorese, HDL-Cholesterol), kann nicht mit lyophilisiertem Material kontrolliert werden.

3. Kommentare zur Bestimmung lipidanalytischer Prüfkomponenten

3.1. Prüfung der Serumlabilität (Methode II): Lipoprotein-Trübungstest (LTT)

3.1.1. Prinzip

Durch Lösungen, die Heparin und Calciumionen enthalten, werden Chylomikronen, VLDL und LDL feindispers gefällt. Die Intensität der so entstandenen Trübung läßt sich durch die Bestimmung der scheinbaren Extinktion messen [1, 2].

Durch den Bezug der Extinktionswerte auf einen Trübungsstandard [4, 5] werden mit verschiedenen Fotometern identische Werte erhalten.

Da VLDL und LDL Vehikel für den überwiegenden Anteil der Triglyceride (TG) und des Cholesterols (Chol) des Serums sind, besteht eine enge Beziehung zwischen den im Lipoprotein-Trübungstest gemessenen scheinbaren Extinktionen einerseits sowie der Konzentration an Chol bzw. TG andererseits [3].

3.1.2. Brauchbarkeit

Analytische Zuverlässigkeit

Ein wesentliches Kriterium der analytischen Zuverlässigkeit ist die Präzision einer Methode.

Mit gepooltem Humanserum wurden für die serielle bzw. zeitabhängige Präzision Werte der prozentualen Standardabweichung von 1,8% ($n = 20$, $\bar{x} = 5$ TE) bzw. 5,0% ($n = 20$, $\bar{x} = 9{,}9$ TE) erhalten.

Diagnostische Empfindlichkeit und Spezifität

Zwei wesentliche Kriterien der Brauchbarkeit eines Suchtests sind die Parameter diagnostische Empfindlichkeit und Spezifität, die bezogen auf den LTT wie folgt definiert sind:

$$\text{diagnostische Empfindlichkeit (\%)} = \frac{\text{Zahl der Suchtest-Werte, die ein Überschreiten der vorgegebenen Grenzwerte der TG- und/oder Chol-Konzentration anzeigen}}{\text{Gesamt-Zahl der Werte, die tatsächlich die vorgegebenen Grenzwerte für TG und/oder Chol überschreiten}} \times 100$$

$$\text{diagnostische Spezifität (\%)} = \frac{\text{Zahl der Suchtest-Werte die ein Unterschreiten der vorgegebenen Grenzwerte für TG und Chol anzeigen}}{\text{Zahl der Werte, die tatsächlich die vorgegebenen Grenzwerte für TG und Chol unterschreiten}} \times 100$$

Von einem Suchtest ist zu fordern, daß die Zahl der mit einem Risiko für den Patienten behafteten falsch negativen Werte möglichst klein ist (< 1%), d. h., die diagnostische Empfindlichkeit möglichst > 99% sein sollte.

Die Anforderungen an die diagnostische Spezifität sind nicht so streng zu stellen, da falsch positive Werte im Falle des LTT nur unnötige Bestimmungen von Chol und TG zur Folge haben.

Bei der Ermittlung der diagnostischen Empfindlichkeit und Spezifität des LTT wurde wie folgt vorgegangen:

In drei Laboratorien wurden in insgesamt 684 Serumproben unter Routinebedingungen der Chol- und TG-Gehalt sowie die Lipoproteintrübung bestimmt (Einfach-Bestimmungen).

Die Cholesterolbestimmung erfolgte nach DAB 7 (D.L.)-DDR, Methode I und II [6], die Triglyceridbestimmung enzymatisch [7].

Die Untersuchungen erstreckten sich über mehrere Monate. Die Vergleichbarkeit der Ergebnisse der verschiedenen Laboratorien war durch Qualitätskontrollen entsprechend dem DAB 7 (D.L.)-DDR abgesichert.

Da die oberen Grenzen des Referenzbereiches der TG- und Chol-Konzentration im Serum u. a. vom Alter und Geschlecht beeinflußt werden, wurden zwei Paare von Grenzwerten für diese Parameter vorgegeben. Die Konzentrationen des ersten Grenzwert-Paares wurden für TG mit 1,7 mmol/l (150 mg/100 ml), für Chol mit 6,5 mmol/l (250 mg/100 ml), die entsprechenden Werte für das zweite mit 2,3 mmol/l (200 mg/100 ml) für TG und 7,8 mmol/l (300 mg/100 ml) für Chol vorgegeben.

Außerdem mußte bei der Festlegung des Schwellenwertes des LTT darauf geachtet werden, ein optimales Verhältnis von falsch negativen und falsch positiven Ergebnissen zu erhalten, um ein größeres Risiko für den Probanden durch die falsch negativen Werte auszuschließen. Andererseits war eine zu hohe Zahl falsch positiver Ergebnisse zu vermeiden, die den analytischen Aufwand für die nachfolgenden TG- und Chol-Bestimmungen gesteigert hätte.

Unter Berücksichtigung dieser Prämissen wurden die Schwellenwerte des LTT für die beiden Paare von Grenzwerten für die Chol- und TG-Konzentration mit 6,5 und 8,5 TE festgelegt.

Die diagnostische Empfindlichkeit und Spezifität des LTT war daher unter folgender Voraussetzung zu prüfen:

Bei einem Wert von < 6,5 TE überschreiten die Werte für TG 1,7 mmol/l (150 mg/100 ml) und für Chol 6,5 mmol/l (250 mg/100 ml) nicht. Bei einem Wert von < 8,5 TE überschreiten die Werte für TG 2,3 mmol/l (200 mg/100 ml) und für Chol 7,8 mmol/l (300 mg/100 ml) nicht. Es ergeben sich für die Schwelle

6,5 TE 6,1% falsch negative Ergebnisse
31,8% falsch positive Ergebnisse

und für die Schwelle

8,5 TE 8,2% falsch negative und
12,3% falsch positive Ergebnisse.

Berücksichtigt man als falsch negative Ergebnisse nur solche Werte, die die vorgegebenen Grenzwerte um mehr als 1,3 mmol/l für Cholesterol und/oder 0,6 mmol/l für Triglyceride (50 mg/100 ml) überschreiten (z. B. bezogen auf die Schwelle 6,5 TE: > 2,3 mmol/l (200 mg/100 ml) für TG und/oder > 7,8 mmol/l (300 mg/100 ml) für Chol), so reduziert sich der Anteil der falsch negativen Werte auf weniger als 1%.

Unter Beachtung nur der falsch negativen Ergebnisse, die ein gewisses Risiko für den Patienten bergen, ergibt sich somit eine diagnostische Empfindlichkeit von > 99%, die damit praktischen Anforderungen genügt [3].

Die diagnostische Spezifität mit Werten von 68,2 bzw. 87,7% garantiert, daß durch Vorschaltung des LTT bei Personen mit normalem Lipidstatus durchschnittlich in etwa 70% der Fälle die Bestimmung von Chol und TG eingespart werden kann.

Aufwand

Die gute Reproduzierbarkeit des LTT, der geringe zeitliche Aufwand (etwa 2 min/Bestimmung in einer Serie von 20 Analysen), die niedrigen Reagenzienkosten (etwa 0,02 M/Bestimmung) weisen die Methode als für praktische Belange geeignet aus.

3.1.3. Methodische Hinweise

Prüfmaterial

Das zu untersuchende Prüfmaterial kann bei Zimmertemperatur 2 d, bei sehr kühler Lagerung 5 d aufbewahrt werden. Die Aufbewahrung bei − 20 °C ist bis zu 14 d möglich, jedoch muß mit einer Vermehrung der falsch positiven Resultate gerechnet werden.

Lipämische Seren können von der Prüfung ausgeschlossen werden, da sie a priori zumindest einen erhöhten TG-Gehalt aufweisen.

Reagenzien

Die Reaktion ist stark von dem verwendeten Heparin-Präparat abhängig. Die Standardvorschrift wurde mit dem im AB (D.L.)-DDR 83 angegebenen Präparat der Fa. Richter (Ungarn) erarbeitet. Sollte es erforderlich sein, andere Heparin-Präparate einzusetzen, so ist die Vergleichbarkeit zu prüfen.

Qualitätskontrollmaterial

Als Qualitätskontrollmaterial ist Serulat PK II und Serulat Lip I zu empfehlen.

Geräte

Prinzipiell können für die Messung der scheinbaren Extinktion alle Fotometer verwendet werden.

Auftretende fotometerbedingte Einflüsse auf die scheinbare Extinktion sind durch die unterschiedliche optische Geometrie verursacht. Diese fotometerbedingten Einflüsse werden eliminiert durch den Bezug auf einen Trübungsstandard.

Gut geeignet für die Messungen sind das Spekol und Spekol 11 mit EK-1-Ansatz (Glaskleinküvetten „8").

Literatur

[1] Burstein, M. und J. Samaille: Ann. Biol. clin. (Paris) **17** (1959), 23

[2] Hartmann, G. und M. Werner, in: *„Die Hyperlipidämien in Klinik und Praxis"* (Hrsg.: G. Hartmann u. F. Wyss). Berlin, Stuttgart, Wien: Hans Huber 1970

[3] KUHFAHL, E., P. STOLZ, G. KRÖNING und W. HILDMANN: Dt. Gesundh.-Wesen **31** (1976), 1597
[4] WACHTER, H. und F. GABL: Ärztl. Labor., Berlin (W) **7** (1961), 165
[5] YERSIN, A. und G. JENTSCH: Zbl. Pharm., Pharmakother. u. Labor.-Diagn. (Berlin) **111** (1972), 388
[6] Deutsches Arzneibuch, 7. Ausgabe, „Diagnostische Laboratoriumsmethoden" (DAB 7 (D.L.)-DDR). Berlin: Akademie-Verlag 1968
[7] Arbeitsvorschrift: Neutralfett-Bestimmung. Boehringer Mannheim GmbH, 1974

3.2. Bestimmung des Cholesterols im Serum (Methode I)

Bei der großen Häufigkeit von Herz-Kreislauf-Erkrankungen hat die Erfassung des Risikofaktors Cholesterol eine große klinische Bedeutung. Über die Beziehungen zwischen atherogenen Lipoproteinen und Koronargefäßerkrankungen bestehen keine Zweifel, wie z. B. in den Framingham- und Nachfolgestudien [1] nachgewiesen werden konnte. Als Orientierungswerte dienen die von SCHETTLER 1975 [2] publizierten, allgemein akzeptierten Grenzbereiche, die nicht aus Normalwertermittlungen, sondern aus epidemiologischen Daten abgeleitet wurden: Gesamtcholesterol im Serum verdächtig ab 5,7 mmol/l und erhöht ab 6,7 mmol/l. Referenzbereiche, ermittelt durch die Untersuchung Gesunder, ergeben altersabhängig teils höhere obere Grenzwerte, da sie zusätzlich Einflüssen der Ernährung, des Geschlechtes und der körperlichen Aktivität unterliegen.

In verschiedenen prospektiven Studien, z. B. in der Dresdner HLP-Studie [3], konnte andererseits nachgewiesen werden, daß das Infarktrisiko proportional zur Cholesterolsenkung vermindert werden kann. Für die Diagnostik und Verlaufskontrolle ist deshalb eine präzise, möglichst einfach zu handhabende und kostengünstige Cholesterolbestimmungsmethode erforderlich, die sich ohne großen Aufwand in praktisch jedem Labor durchführen läßt. Die durch ihre Spezifität und leichte Durchführbarkeit ausgezeichneten enzymatischen Bestimmungsmethoden [4–6] werden diesen Forderungen am besten gerecht.

Bei der im DAB 7 [7] als Methode I standardisierten Cholesterolbestimmung trat im Routineeinsatz oft eine nicht befriedigende Präzision und teils ungenügende Reproduzierbarkeit auf. Die Ursachen dafür dürften in der relativ aufwendigen Analysentechnik zu suchen sein (insgesamt 5 Pipettierschritte, Extraktion mit Filtration, 2malige Inkubation im Wasserbad mit unterschiedlichen Temperaturen, Schwierigkeiten beim Pipettieren von alkoholischen Lösungen). Zusätzlich wird die Reaktion durch im Extraktionsmittel vorkommende Verunreinigungen, z. B. durch Peroxide [8], gestört. Nachteilig machte sich auch bemerkbar, daß für Proben und Vergleichslösungen das Pipettierschema unterschiedlich ist, so daß systematische Abweichungen auftreten können. Die von ABELL [9] beschriebene, als Referenzmethode anerkannte Bestimmungsmethode für Gesamtcholesterol, kommt wegen ihres Aufwandes und der dafür benötigten Spezialausrüstung für den Routineeinsatz nicht in Frage.

Von den chemischen Bestimmungsmethoden haben sich bis heute wegen ihrer guten Praktikabilität und Präzision Modifikationen der LIEBERMANN-BURCHARD-Reaktion gehalten, besonders haben davon die Methode von WATSON [10] und die von HUANG [11] eine weite Verbreitung gefunden. Nach eigenen Untersuchungen [12] bringt die Bestimmung nach WATSON wegen schlechterer Kontrolle der Wärmeentwicklung und kaum vermeidbarer Schlierenbildung nach separatem Zusatz von konzentrierter Schwefelsäure eine schlechtere Präzision und einen größeren Anteil falsch erhöhter Werte gegenüber der Einstufentechnik nach HUANG.

Für die manuelle Bestimmung des Cholesterols im Serum wurde deshalb eine modifizierte HUANG-Methode ausgewählt und weiter präzisiert [13], die sich eng an die von der WHO für epidemiologische Studien empfohlene Methode [14] anlehnt. Damit können in nichtikterischen Seren mit enzymatischen Techniken vergleichbare Ergebnisse erhalten werden, wenn die vorgeschriebenen Untersuchungsbedingungen exakt eingehalten werden.

3.2.1. Prinzip

Bei der Einwirkung von Essigsäure, Essigsäureanhydrid und Schwefelsäure auf Cholesterol entstehen im wasserfreien Milieu durch Oxydation und Dehydroxylierung ungesättigte polymere Kohlenwasserstoffe mit einem Extinktionsmaximum um 620 nm, die die Lösung blaugrün färben (LIEBERMANN-BURCHARD-Reaktion). Die Eiweiße des Serums werden durch Toluen-4-sulfonsäure emulgiert, so daß keine Extraktion erforderlich ist. Durch zugesetztes wasserfreies Natriumsulfat wird die Reagenzlösung stabilisiert und die Wärmetönung der Reaktion nach Zugabe zum Serum vermindert.

3.2.2. Brauchbarkeit

Analytische Zuverlässigkeit

Präzision

Im Routineinsatz sind praktisch unabhängig von der Konzentration zeitabhängige Variationskoeffizienten zwischen 2 und 3% zu erreichen. Folgende Werte wurden für unterschiedliche Materialien (Probechargen vom SSW Dresden) erhalten:

Serulat Chol-Cal	12,56 ± 0,271 mmol/l	s% = 2,2
Serulat Lip I	6,84 ± 0,161 mmol/l	s% = 2,3
Sammelserum (tiefgefroren)	8,45 ± 0,227 mmol/l	s% = 2,7

Unter besonders kontrollierten Untersuchungsbedingungen wurde von unterschiedlichen Bearbeitern bei der Sollwertermittlung für Serulat Chol-Cal eine relative Standardabweichung von 0,8% erhalten, die das erreichbare Minimum bei manueller Analysentechnik darstellen dürfte.

Richtigkeit

Zur Richtigkeitskontrolle wurden Kontrollseren mit deklarierten Werten eingesetzt (Tab. 6) und Paralleluntersuchungen mit der Methode I des DAB 7 angesetzt.

Die meisten handelsüblichen Kontrollseren für Lipidparameter zeigen eine mehr oder weniger intensive Gelbfärbung, die sich meist als unspezifische geringfügige Erhöhung der mit direkten chemischen Methoden bestimmten Werte bemerkbar macht. Gegenüber der doch recht weit verbreiteten WATSON-Methode sind die Störungen bei der AB-Methode geringer, so daß die ermittelten Werte meist zwischen den Sollwerten für enzymatische Methoden und denen für die WATSON-Methode lagen.

Tabelle 6
Cholesterolbestimmung in Kontrollseren mit deklarierten Werten

Methode	Precilip 764	Seronorm Lipid 54
AB (D.L.) Methode I	3,96 ± 0,084 mmol/l	6,54 ± 0,122 mmol/l
CHOD-PAP Sollwerte	3,65 mmol/l	6,57 mmol/l
L-B-Reaktion (WATSON) Sollwert	4,14 mmol/l	6,65 mmol/l

Precilip: Boehringer Mannheim GmBH, BRD
Seronorm Lipid: NYEGAARD & Co. A/S. Oslo, Norwegen

Gegenüber der DAB 7-Methode wurden im mittleren Bereich durchschnittlich 0,22 mmol/l höhere Werte gefunden. Die Differenzen sind im unteren Bereich am größten und werden mit steigenden Meßwerten geringer. Dieser Unterschied ist mit einer Irrtumswahrscheinlichkeit weit unter 1% hochsignifikant (statistische Bearbeitung nach Angaben von LEONHARDT [15]). Ob diese Differenzen Ausdruck von unspezifischen Reaktionen der AB-Methode oder von nicht vollständiger Extraktion bei der DAB 7-Methode sind, konnte nicht entschieden werden.

Spezifität

Eigene Untersuchungen zur Spezifität wurden nicht durchgeführt. Die LIEBERMANN-BURCHARD-Reaktion ist eine relativ unspezifische Steroidreaktion. Nach Angaben von RICHTERICH [16] können bis etwa 4% anderer Steroide mit erfaßt werden. Nach einer Übersicht von ZAK [6] entwickeln diese anderen Steroide meist geringere Farbintensitäten als Cholesterol, insgesamt ist dieser Einfluß bisher noch ungenügend untersucht.

Störungen

Der Hauptstörfaktor ist das Bilirubin, das während der Inkubation zu Biliverdin oxydiert wird. Obwohl das Extinktionsmaximum bei 710 nm liegt, ist die durch Biliverdin hervorgerufene Färbung etwa 7,4mal höher als die für Cholesterol bei 620 nm, d. h., daß durch 100 µmol/l Bilirubin 0,74 mmol/l Cholesterol vorgetäuscht werden. Die durch Hämoglobin hervorgerufenen Beeinflussungen sind wesentlich geringer. Wenn man davon ausgeht, daß eine Hämolyse ab etwa 12 µmol/l Hb erkennbar wird, ist eine gerade erkennbare Hämolyse als Störfaktor von untergeordneter Bedeutung, denn damit ist eine scheinbare Erhöhung des Cholesterols um etwa 0,03 mmol/l verbunden. Stark hämolytische Seren sind prinzipiell zur Untersuchung nicht geeignet. Auch Serumeiweiße, nachweisbar z. B. durch Einsatz einer Albuminlösung, führen zu einer geringen Untergrundfärbung. Die entsprechenden Meßergebnisse sind in Tab. 7 dargestellt. Zusammenfassend läßt sich feststellen, daß bis auf den Einfluß des Bilirubins die Störungen der Bestimmung im Extinktionsmaximum des Cholesterols die geringsten Auswirkungen haben. Sie nehmen jedoch mit steigender Inkubationstemperatur zu. Auch stark lipämische Seren können ohne Vorbehandlung untersucht werden, verbleibende Resttrübungen nach Ablauf der Inkubationszeit waren in keinem Falle nachweisbar.

Tabelle 7
Störfaktoren der Cholesterolbestimmung

	vorgetäuschte Cholesterolkonzentration	
	578 nm	620 nm
340 µmol/l Bilirubin	2,51 mmol/l	2,52 mmol/l
75 µmol/l Hämoglobin	0,30 mmol/l	0,16 mmol/l
50 g/l Albumin	0,73 mmol/l	0,27 mmol/l

Zusätzlich in den Ansatz gelangendes Wasser vermindert die Farbentwicklung, so daß nur absolut trockene Reagenzgläser und Küvetten für die Durchführung der Bestimmung verwendet werden dürfen. Wegen der Viskosität der Meßlösung können Zeiss-Absaugküvetten nicht eingesetzt werden, weil aufsteigende Bläschen und durch den ständigen Luftstrom verursachte Schlieren die Meßergebnisse verfälschen.

Empfindlichkeit

Die Cholesterolbezugskurve (s. Abb. 3) verläuft bis über 12 mmol/l linear. Mit Vergleichslösungen in Essigsäure ist nur eine Überprüfung bis 12 mmol/l möglich, da die Löslichkeitsgrenze für Cholesterol in Essigsäure bei etwa 5 g/l liegt. Höhere Konzentrationen können mit Cholesterollösungen in Propan-2-ol überprüft werden. Damit konnte eine Linearität bis 25 mmol/l nachgewiesen werden. Da sich mit Kolbenhubpipetten Essigsäure wesentlich besser als Propanol dosieren läßt, wurden für den Routineeinsatz Vergleichslösungen auf Essigsäurebasis ausgewählt.

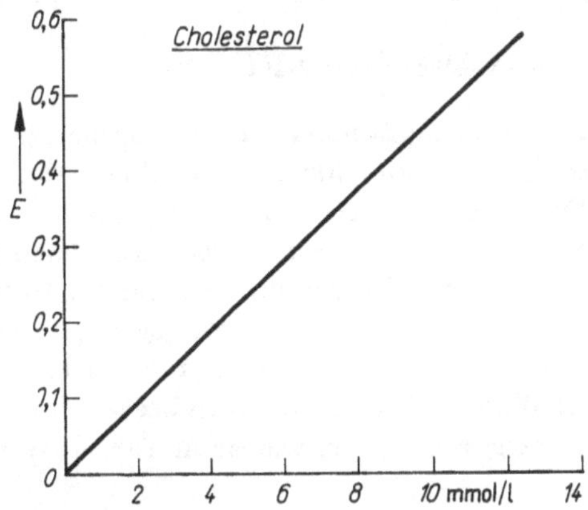

Abb. 3.
Cholesterolbezugskurve mit Vergleichslösungen in Essigsäure

Es wird mindestens eine Empfindlichkeit von $\Delta E = 0{,}04$ je mmol/l Cholesterol erreicht. Diese Empfindlichkeit ist für die Bestimmung des Cholesterols im Serum ausreichend, alle praktisch vorkommenden Werte liegen im optimalen Fotometermeßbereich. Für HDL-Cholesterolbestimmungen, die im Prinzip möglich sind, müssen höher auflösende Fotometer mit Digitalanzeige eingesetzt werden. Bei Geräten mit Zeigerinstrument, wie Spekol-

Grundgerät oder Spekol 10, ist die Ablesung nicht mit der erforderlichen Genauigkeit möglich. Mit dem Spekol 11 oder der Kombination Spekol 10-TEC 1 sind HDL-Cholesterolbestimmungen durchaus durchführbar, wenn ein genau nach Vorschrift hergestelltes Reagenz verwendet, eine Inkubationstemperatur von 20 °C eingehalten und eine Vergleichslösung mit 2 mmol/l eingesetzt wird.

Aufwand

Der erforderliche Aufwand ist gering. Die erforderlichen Gerätschaften gehören zur Standardlaborausrüstung. Für das Wasserbad genügen einfachste Ausführungen, z. B. ein mit Leitungswasser gefüllter Topf. Einige Anforderungen werden nur an die Herstellung der Essigsäureanhydrid-Schwefelsäure-RL gestellt, die in der Regel jedoch nicht im Labor sondern in der zuständigen Versorgungsapotheke erfolgt.

Der Zeitaufwand für eine Serie von 20 Proben liegt bei etwa 45 Minuten. Die Durchführung der Bestimmung selbst ist sehr einfach und stellt keine besonderen Anforderungen.

3.2.3. Methodische Hinweise

Reaktions- und Meßbedingungen

Herstellung der Essigsäureanhydrid-Schwefelsäure-RL

Die für die Herstellung angegebenen Bedingungen müssen exakt eingehalten werden, nur dann können für Vergleichslösungen und für Serum identische Reaktionsverläufe erhalten werden. Besonders wichtig ist das Einhalten des angegebenen Temperaturregimes, worauf auch schon in [14] hingewiesen wird. Modifikationen machen sich hauptsächlich im Verhalten des Standards bemerkbar. Wird die Temperatur während der Herstellung der RL zu hoch, wird die Farbentwicklung der Vergleichslösungen gegenüber der von Seren intensiver und stabiler, bleibt die Temperatur zu niedrig, verläuft die Farbentwicklung bei den Standards rascher und deren Extinktion fällt schneller ab als bei Seren. Die Folge sind nach unten bzw. nach oben abweichende Ergebnisse, wie sie in Tab. 8 dargestellt sind.

Tabelle 8
Einfluß der Temperatur bei der Herstellung der Essigsäureanhydrid-Schwefelsäure-RL auf die Cholesterolbestimmung

	RL 1	RL 2	RL 3
Serulat Lip I	6,80 mmol/l	6,08 mmol/l	7,14 mmol/l
Serulat Chol-Cal	12,55 mmol/l	11,91 mmol/l	13,75 mmol/l
Mischserum	7,32 mmol/l	6,70 mmol/l	7,91 mmol/l

Essigsäureanhydrid-Schwefelsäure-RL:
1 unter exakter Temperaturkontrolle hergestellt
2 ohne Temperaturkontrolle hergestellt (Temperatur während der Herstellung zu hoch)
3 Essigsäureanhydrid-Essigsäuregemisch tiefgekühlt, bei Schwefelsäurezugabe kaum Erwärmung, zugesetztes Natriumsulfat löst sich nicht vollständig

Gegenüber [14] und [16] wurde der Einsatz von Natriumsulfat von 20 g/l auf 40 g/l erhöht, weil damit die Farbausbeute und die Stabilität der RL verbessert werden konnte. Wahrscheinlich wird dadurch auch die Wärmeentwicklung nach Serumzugabe etwas geringer. Wegen der besseren Beschaffbarkeit und des geringeren Preises wurde Toluen-4-sulfonsäure anstelle von Dimethylbenzolsulfonsäure als Emulgator eingesetzt. Beide verhielten sich bei Vergleichsuntersuchungen identisch.

Werden, wie angegeben, Toluen-4-sulfonsäure und wasserfreies Natriumsulfat gleich zu Anfang in das Becherglas gegeben, sind sie nach beendeter Schwefelsäurezugabe bis auf eventuelle Spuren von Natriumsulfat vollständig gelöst. Werden beide Substanzen erst nach der Schwefelsäure zugegeben, dauert deren Auflösung bedeutend länger. Bis auf eine etwas schlechtere Löslichkeit des Natriumsulfates wurden keine Unterschiede in der Funktionsfähigkeit der Reagenzlösung festgestellt.

Die Essigsäureanhydrid-Schwefelsäure-RL ist, lichtgeschützt bei 2 ... 8 °C aufbewahrt, mindestens 1 Monat, meist jedoch wesentlich länger verwendbar. Der Verfall ist an zunehmender Gelbfärbung erkennbar. Wenn die bei 400 nm gegen Wasser gemessene Extinktion des Leersatzes 0,100 übersteigt, ist die Essigsäureanhydrid-Schwefelsäure-RL von der weiteren Verwendung auszuschließen.

Durchführung

Für die Cholesterolbestimmung sind am besten kurze Reagenzgläser der Abmessung 16 mm × 100 mm geeignet, da sie sich gut schütteln lassen und wegen ihrer dünnen Glaswand einen raschen Temperaturausgleich ermöglichen. Wenn diese nicht beschaffbar sind, können auch dünnwandige 10 ml-Rundbodengläser verwendet werden.

Als erstes soll die Dosierung von Vergleichslösungen und Seren erfolgen, wofür Kolbenhubpipetten eingesetzt werden sollten. Auf Inhalt geeichte Kapillarpipetten sind ungeeignet. Dabei ist das unterschiedliche Pipettierverhalten von Essigsäure und Serum zu beachten. Es empfiehlt sich, die VL sehr langsam zu pipettieren und darauf zu achten, daß die Pipettenspitze vollständig entleert wird.

Durch Zugabe von gekühltem Reagenz mit Hilfe eines Flaschenaufsatzdosierers wird eine rasche Durchmischung gewährleistet, die Wärmeentwicklung in den Prüfsätzen vermindert und störende lokale Überhitzung vermieden. Da trotzdem noch Temperaturen bis 60 °C im Prüfansatz, nicht jedoch im Vergleichsansatz auftreten, dürfen zwischen Zugabe der Reagenzlösung, Schütteln und Einsetzen ins Wasserbad nicht mehr als 5 Sekunden vergehen, um für alle Ansätze möglichst bald identische Bedingungen zu schaffen. Notfalls ist die Reagenzdosierung auch mit 2 ml-Kolbenhubpipetten möglich. Dafür ist das Reagenz auf 20 °C zu temperieren. Es müssen dann aber bis zu 3% höhere Ergebnisse in Kauf genommen werden. Glaspipetten oder 1 ml-Kolbenhubpipetten sind wegen zu geringer Arbeitsgeschwindigkeit und der damit verbundenen lokalen Überwärmung in den Prüfansätzen für die Durchführung der Cholesterolbestimmung ungeeignet.

Die optimale Inkubationstemperatur ist 20 °C. Die Farbentwicklung ist dabei nach 30 min abgeschlossen, der Extinktionsabfall in den nächsten 30 min beträgt für Prüf- und Vergleichsansätze einheitlich etwa 1,5% (s. Abb. 4). Bei Serien bis zu 20 Proben spielt dieser Extinktionsabfall eine untergeordnete Rolle, bei größeren Serien ist auf Zeitgleichheit zu achten, d. h. der Dosierrhythmus muß der Ablesegeschwindigkeit angepaßt werden. Bei 25 °C ist die Farbentwicklung bereits nach 22 min abgeschlossen, der Extinktionsabfall für die nächsten 30 min liegt bei 5%. Mit steigender Temperatur nehmen unspezifische

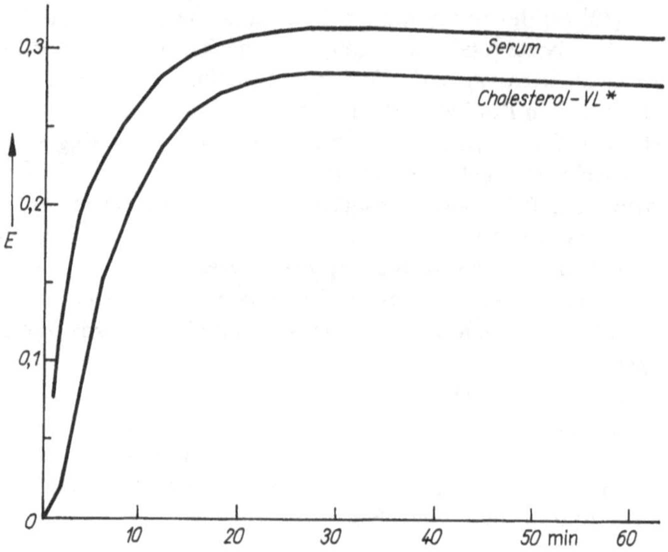

Abb. 4.
Kinetik der Farbentwicklung von der Vergleichslösung (untere Kurve) und von Serum (obere Kurve) bei 20 °C.
Der Extinktionsabfall zwischen der 30. und 60. Minute beträgt für beide etwa 1,5%.

Reaktionen zu, die wahrscheinlich auf zunehmender Zerstörung von Serumeiweißen durch Schwefelsäure beruhen. Erniedrigung der Reaktionstemperatur unter 20 °C bringt keine zusätzlichen Vorteile.

Wahl der Meßwellenlänge

Die nach einer Inkubation von 30 min bei 20 °C erhaltenen Spektren für die Cholesterolbestimmung sind in Abb. 5 dargestellt. Das Extinktionsmaximum liegt bei 620 nm. Die Kurven für Vergleichslösung und für Serum sind zwischen 550 und 700 nm praktisch identisch. Der Empfehlung, wegen höherer Stabilität der gebildeten Färbung um 570 nm zu messen, kann nicht gefolgt werden. Zum einen ist die Extinktion bei 620 nm rund 1,5fach höher als bei 578 nm, zum anderen sind Störungen durch z. B. Serumeiweiße oder Hämoglobin deutlich geringer. Bei einzelnen Seren unterschiedlich, zwischen 560 und 580 nm, kompensieren zunehmende unspezifische Reaktionen gerade den Extinktionsabfall des Cholesterols. Standardlösungen zeigen dieses Verhalten in wesentlich geringerem Ausmaß mit einem Kurvenschnittpunkt bei 550 nm. Diesen Sachverhalt soll Abb. 6 illustrieren, bei der das Verhalten bei unterschiedlichen Inkubationsbedingungen für Vergleichslösung und für Serum dargestellt ist, wobei höhere Temperaturen ähnliche Auswirkungen wie längere Inkubationszeiten haben. Die Inkubation von max. 15 min bei 37 °C und Messung bei 578 nm, wie im Richterich empfohlen, führt bis zu 12% höheren Resultaten gegenüber 30 min Inkubation bei 20 °C und Messung bei 620 nm. Die in der Literatur meist angegebenen größeren systematischen Differenzen der Liebermann-Burchard-Reaktion gegenüber enzymatischen Bestimmungen könnten somit auf teilweise nicht optimale Reaktions- und Meßbedingungen zurückzuführen sein.

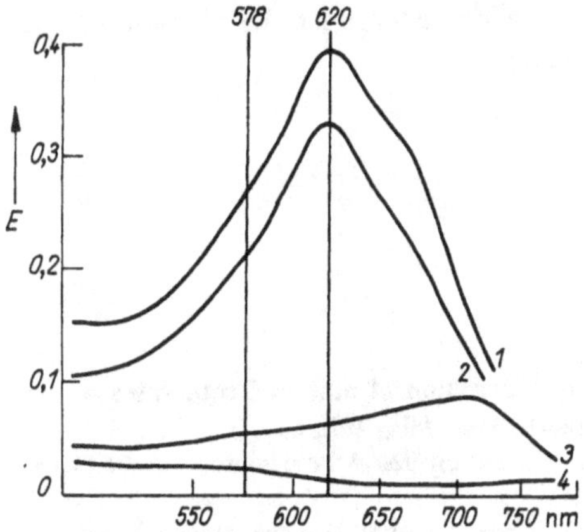

Abb. 5.
Spektren der Cholesterolbestimmung nach 30 min Inkubation bei 20 °C.
1 – Serum, 2 – Vergleichslösung 7,76 mmol/l, 3 – 170µmol/l Bilirubin, 4 – 150 µmol/l Hämoglobin in 50 g/l Albuminlösung

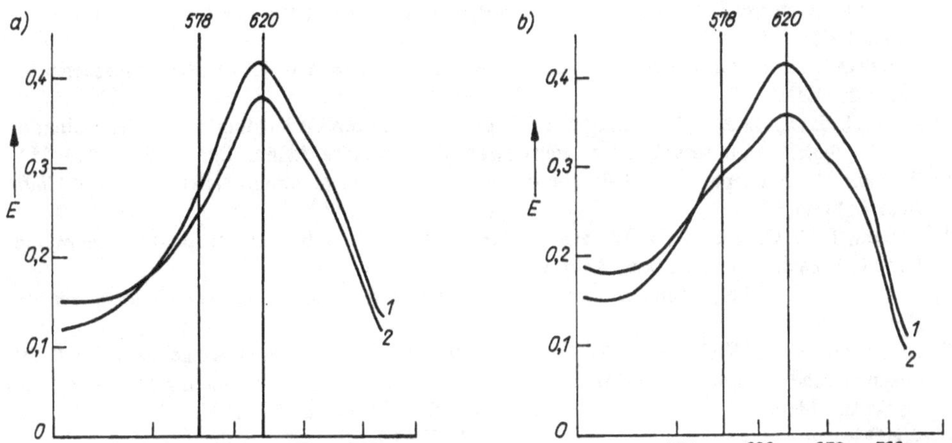

Abb. 6.
Einfluß der Inkubationstemperatur auf die Cholesterolbestimmung a) von Vergleichslösungen und b) von Serum.
1 – Inkubation 30 min 20 °C, 2 – Inkubation 15 min 37 °C

Prüfmaterial

Es gelten die in der Standardvorschrift aufgeführten Bedingungen. Zusätzlich ist zu beachten, daß längere venöse Stauung bei der Blutentnahme und auch Streßsituationen zu erhöhten Werten führen können. Für eine alleinige Cholesterolbestimmung ist eine strenge

Nahrungskarenz nicht unbedingt erforderlich, da die Veränderungen der Cholesterolkonzentration nach Nahrungsaufnahme relativ gering sind.

Referenzbereiche

Siehe Kap. 1.0. und AB(D.L.)-DDR 83

Literatur

[1] KANNEL, W. B. und Mitarbeiter: Cholesterol in the prediction of atherosclerotic disease. New perspective based on Framingham study. Ann. Intern. Med. **90** (1979), 85

[2] SCHETTLER, G. und E. NÜSSEL: Maßnahmen zur Prävention der Atherosklerose, Arbeitsmed., Sozialmed., Präventivmedizin **10** (1975), 25

[3] HANEFELD, M., C. HORA, J. SCHULZE, G. ROTHE, U. BARTHEL und H. HALLER: Reduced incidence of cardiovascular complications and correction. The Dresden HLP-Study. Atherosclerosis **53** (1984), 47

[4] Testreport Monotest R Cholesterin „high performance". Firmenschrift der Boehringer Mannheim GmBH, BRD 1982

[5] *„Lipidanalytik in der klinischen Chemie"* (Hrsg.: W. JAROSS, G. HONIGMANN, D. KUNZE, W. HILDMANN und A. TRÜBSBACH). Berlin: VEB Verlag Volk und Gesundheit 1984

[6] ZAK, B.: Cholesterol methologies: A review. Clin. Chem. **23** (1977), 1201

[7] Deutsches Arzneibuch 7. Ausgabe, „Diagnostische Laboratoriumsmethoden". Berlin: Akademie-Verlag 1968

[8] GARTZKE, J.: Literaturexpertise „Cholesterolbestimmungsmethoden" für Institut für Arzneimittelwesen der DDR, 1977

[9] ABELL, L. L., B. B. LEVY, B. B. BRODIE, F. E. KENDALL: A simplified method for the determination of total cholesterol in serum and demonstration of its specifity. J. Biol. Chem. **195** (1952), 357

[10] WATSON, D.: A simple method for the direct determination of serum cholesterol. Clin. Chim. Acta **5** (1960), 637

[11] HUANG, T. C., C. C. CHEN, V. WEFFLER und A. RAFTERY: A stable reagent for the Liebermann-Burchard-reaction. Anal. Chem. **33** (1961), 1405

[12] HEILMANN, W.: Überprüfung Bio-LA-Test Cholesterol für Institut für Arzneimittelwesen der DDR, 1979

[13] HEILMANN, W., G. KRÖNING, P. STOLZ und G. BAUER: Vorschlag zum Arzneibuch der DDR, Diagnostische Laboratoriumsuntersuchungen, AB (D.L.)-DDR 87 „Bestimmung des Cholesterols im Serum, Methode I" (präzisierte Arbeitsvorschrift). Zbl. Pharm. **124** (1985), 396

[14] WHO-Memorandum. Inter-Regional 0674/SHS/HSI/73.1

[15] LEONHARD, W.: Regression und gepaarter t-Test beim Methodenvergleich. Z. med. Labor. Diagn. **24** (1983), 168

[16] RICHTERICH, R.: *„Klinische Chemie, Theorie und Praxis"* (3. Aufl.). Basel: S. Karger Verlag 1971

3.3. Bestimmung von Cholesterol im Serum (Methode II) Automatisierte Methode, Fließprinzip

3.3.1. Prinzip

Bei der Einwirkung von Essigsäure, Essigsäureanhydrid und Schwefelsäure auf Cholesterol entstehen im wasserfreien Milieu ungesättigte Kohlenwasserstoffe, die die Lösung blaugrün färben.

3.3.2. Brauchbarkeit

Analytische Zuverlässigkeit

Präzision und Richtigkeit

Unter Routinebedingungen werden zeitabhängige Variationskoeffizienten zwischen 2,5% und 3,6% gefunden:

	s%	QJP	QJR
Serulat pK II	2,50	0,41	0,27
Serulat Lip I	2,24		
Precilip	3,02	0,80	
Precilip E.L.	3,59	0,91	

Innerhalb einer Serie lassen sich Variationskoeffizienten von unter 2% erreichen.

	$\bar{x}$ (mmol/l)	s (mmol/l)	s%
Serulat Chol Cal (in 3 ml aufgelöst)	11,26	0,092	0,82
Serulat Chol Chal (in 5 ml aufgelöst)	7,26	0,043	0,59
Serulat Lip I	6,62	0,107	1,61
Serulat pK II	4,26	0,068	1,59

Für die Qualität sind vorgegeben:
Präzision seriell $\leqq$ 4% im Bereich von 2,5 bis 11,6 mmol/l
Präzision zeitabhängig über 20 d: S_{TO} 4,0% im Bereich 5,7 ... 8,0 mmol/l
S_{TO} 6,0% im Bereich < 5,7 mmol/l
und im Bereich > 8,0 mmol/l
Richtigkeit: d_0: 0,20 mmol/l im Bereich 5,7 ... 8,0 mmol/l
5% im Bereich < 5,7 mmol/l
und im Bereich > 8,0 mmol/l
Meßbereich 0 ... 11,6 mmol/l
Annäherung an das Fließgleichgewicht: $\geqq$ 85% Bereich 3,0 ... 7,0 mmol/l
Nachweisgrenze $\leqq$ 0,25 mmol Cholesterol/l Serum
Überlappung 0,20 mmol Cholesterol/l Serum

Spezifität

Ein Methodenvergleich zwischen der Standardmethode II und dem enzymatischen Farbtest lieferte gut vergleichbare Ergebnisse: Für die enzymatische Methode werden um etwa 0,20 mmol/l niedrigere Werte gefunden.

Störanfälligkeit

Leicht hämolytisches Serum mit einem Hämoglobingehalt unter 25 µmol/l und lipämisches Serum ist zur Durchführung der Bestimmung noch geeignet. Ikterisches Serum ist zur Prüfung ungeeignet.

Diagnostische Spezifität und Empfindlichkeit

Die Referenzbereiche für Serumcholesterol sind stark altersabhängig [1, 2, 4]. Der Geschlechtsunterschied ist in den einzelnen Altersgruppen unterschiedlich stark ausgeprägt, s. auch Methode I (Abschn. 3.2.).

Aufwand

Arbeitszeit: Bei einer Probenrate von 50/60 min und einer Magazinbeschickung von 15 Seren/5 interne Kontrollen können pro Stunde 38 Patientenwerte erstellt werden.

Um stets die einwandfreie Funktion des Fließautomatensystems zu sichern, sind eine regelmäßige Wartung des Schlauchsystems, ein planmäßiges Auswechseln der Muffen sowie das tägliche Spülen des Gasleitungssystems mit NaOH zu gewährleisten.

Der relativ hohe Bedarf an aggressiven Reagenzien läßt sich durch den Einsatz der neuen Fließautomaten ADM 300 erheblich senken.

3.3.3. Methodische Hinweise

Prüfmaterial

Das Serum darf bei Kühlschranktemperatur 2 d und tiefgefroren 2 Monate aufbewahrt werden.

Wird tiefgefrorenes Serum eingesetzt, ist darauf zu achten, daß der Auftauprozeß unter schonenden Bedingungen abläuft und die Proben gut homogenisiert werden, d. h. im Verlauf des Auftauens mehrfach geschwenkt werden. Analog ist mit Proben zu verfahren, die kurzzeitig im Kühlschrank gelagert wurden.

Stark lipämische Seren sollten mit NaCl (154 mmol/l) 1 + 1 vorverdünnt werden. Bei milchig aussehenden Seren empfiehlt es sich, zusätzlich zum Gesamtserumcholesterol, den Cholesterolgehalt des chylomikronenfreien Unterstands zu bestimmen, um dem Arzt weitere Hinweise über das Serumlipoproteinprofil dieser Patienten geben zu können. Dazu genügt in manchen Fällen das Aufrahmen im Kühlschrank. Bei sehr ausgeprägter Hypertriglyceridämie ist der Einsatz einer Eppendorfzentrifuge oder einer Ultrazentrifuge notwendig.
Wird seitens der Patienten die Nahrungskarenz nicht eingehalten, ist mit individuell unterschiedlich leicht veränderten Cholesterolspiegeln zu rechnen [5].

Reagenzien

Bezugslösungen

Vom VEB Sächsisches Serumwerk Dresden wurde ein lyophilisiertes Kalibriermaterial zur Bestimmung des Cholesterols im Serum unter der Bezeichnung Serulat Chol Cal entwickelt. Die 3 ml Material pro Flasche sind für die 4-Punkt-Eichung ausreichend. Die erzielte Bezugskurve ist gut reproduzierbar (s. Abb. 7). Vorschriftsmäßig gelöste Einzelflaschen können einzeln, gepoolt oder portioniert bei Raumtemperatur einen Arbeitstag bzw. im Kühlschrank eine Woche aufbewahrt werden, ohne daß ein Qualitätsverlust eintritt [3].

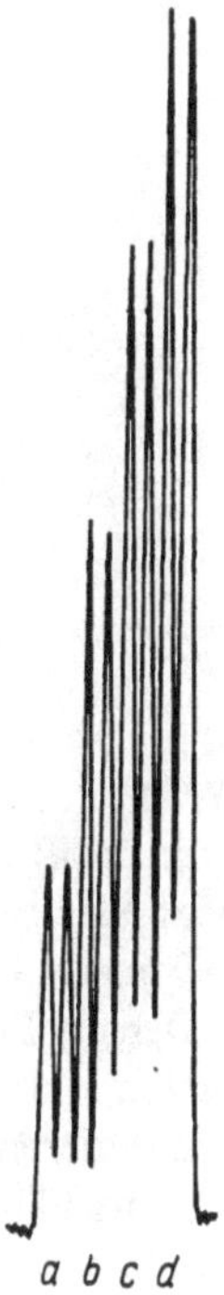

Abb. 7.
Eichung der automatisierten Cholesterolbestimmung mit Serulat Chol Cal (a: 2,9 mmol/l;
b: 5,8 mmol/l; c: 8,7 mmol/l; d: 11,6 mmol/l)

Literatur

[1] Baehrecke, M., W. Jaross, T. Leistner, A. Törpl, A. Knorr und W. Wünsche: Triglycerid- und Cholesterolspiegel im Serum gesunder Kinder. Kipra **10** (1980), 129

[2] Bergmann, S., J. Henker, J. Schmidt, S. Gehrisch und W. Jaross: Changes in apolipoprotein pattern of human blood serum during the perinatal period and first years of life.
In: Advances in Lipoprotein and Atherosclerosis Research, Diagnostics and Treatment. Proceedings of the 5th S. 229–233 International Dresden Lipid Symposium, 1985

[3] Bergmann, S., W. Taubert, D. Töwe, E. Kühler: Chol-Cal – ein neues Kalibriermaterial für die automatisierte Cholesterolbestimmung. Zbl. Pharm. (im Druck)

[4] Leonhardt, W., M. Hanefeld und H. Haller: Referenzbereiche und Grenzwerte bei Cholesterol- und Triglyceridkonzentration im Serum. 3. Dresdner Lipidsymposium 1979 (Symposiumsband), Berlin 1980, S. 368–373

[5] Bergmann, S., W. Jaross und J. Schulze: Einsatz der Apolipoprotein-B-Subfraktionierung zum Nachweis von Abbaustörungen intestinaler Lipoproteine. Z. med. Lab.-diagn. **27** (1986), 64

3.4. HDL-Cholesterol: Isolierung von HDL aus Plasma oder Serum

3.4.1. Prinzip

Zur Isolierung der HDL aus Plasma oder Serum sind gegenwärtig 5 unterschiedliche Fällungsmittel, die Ultrazentrifugation bzw. die Lipidelektrophorese in Gebrauch (Tab. 9).

Tabelle 9
Isolierung der HDL

Verfahren	Literatur
Heparin plus Mn^{++}	[1–4]
WPS plus Mg^{++}	[1, 3, 5, 6]
Polyethylenglycol	[7]
Dextransulfat	[1, 3]
Concanavalin A	[8]
Ultrazentrifugation D = 1,063	[3, 4, 9]
Lipidelektrophorese	[9]

Unter Berücksichtigung der Brauchbarkeitskriterien wurde die Präzipitation mit WPS (Dodekawolframatophosphorsäure) überarbeitet und als Standardvorschrift formuliert. Bei der Einwirkung von WPS und Magnesiumionen auf Serum oder Plasma werden die VLDL (Very Low Denstiy Lipoproteins) und die LDL (Low Density Lipoproteins) präzipitiert. Nach Zentrifugation verbleibt im Überstand HDL (High Density Lipoproteins), deren Cholesterolkonzentration bestimmt wird. Gegenüber der ersten Arbeitsvorschrift [1, 5, 6] sieht die vorliegende Standardvorschrift das Arbeiten bei Zimmertemperatur [3] anstelle bei 4 °C vor, und die getrennten Reagenzien werden zu einem Fällungsreagenz vereinigt. Im Vergleich mit einer kommerziell angebotenen Testkombination [10] wurde die WPS-Konzentration von 4,8 g auf 5,5 g je 100 ml erhöht, der Probeneinsatz von 1,0 ml auf 0,5 ml verringert.

Zur Cholesterolbestimmung im Überstand eignen sich im Prinzip sowohl die enzymatischen Verfahren [11, 12] als auch die Farbreaktionen nach der Eisenchlorid- bzw. LIEBERMANN-BURCHARD-Reaktion [13, 14]. Da die HDL-Cholesterolkonzentrationen niedrig sind, sollte eine empfindliche Methode zur Anwendung kommen: Bereich bis maximal 3 mmol/l, Eichung und Präzisionskontrolle bei ca. 1,5 mmol/l Cholesterol. Für die vorliegenden methodischen Untersuchungen bewährte sich eine empfindlichkeitsgesteigerte Modifikation der Cholesterolbestimmung [13], die noch kurz beschrieben werden wird.

3.4.2. Brauchbarkeit

Analytische Zuverlässigkeit

Festlegung der Bedingungen für die Präzipitation

Wolframatophosphorsäure entsteht aus Hydrogenphosphat, Wolframat und Säure wird mit Säureüberschuß ausgefällt [15]:

$$HPO_4'' + 12\,WO_4'' + 26\,H^{\cdot} \rightarrow H_3P(W_3O_{10})_4 + 12\,H_2O$$

Verschiedene Präparate können sich in Molekülgröße und Wassergehalt dieser Heteropolysäure unterscheiden und deshalb im Prinzip unterschiedliche Resultate bei der selektiven Ausfällung der Lipoproteine ergeben. Die Analysenergebnisse von 23 Plasmaproben mit 6 verschiedenen Fällungsreagenzien differierten jedoch nur relativ wenig (Tab. 10). Lediglich Reagens d ergab signifikant zu hohe Ergebnisse. Daher ist die Verringerung der WPS-Einwaage auf 45 g/l nicht zulässig. Bei der Untersuchung wurde der gesamte praktisch

Tabelle 10
Bestimmung des HDL-Cholesterols in 23 Proben mit je 6 Fällungsreagenzien

Reagens		a	b	c	d	e	f
Mittelw.	$\bar{x}$	1,11	1,17	1,14	1,20	1,16	1,11
(mmol/l)	s	0,47	0,50	0,47	0,51	0,50	0,45
Korrelat.$^{+}$)	r	0,965	0,983	0,959	0,980	0,974	0,960
	b^{++})	0,954	1,053	0,942	1,063	1,033	0,899
Paarvergl.$^{+}$)	t	1,655	1,236	0,288	2,820	0,513	1,672
	p	n.s.	n.s.	n.s.	< 1%	n.s.	n.s.

a: WPS Ciech Ch. Nr. 95 207. 67/E (2,8% H_2O) 50 g/l
b: WPS Merck Ch. Nr. 8587528 (9% H_2O) 50 g/l
c: WPS Riedel de Haen Ch.-Nr. 734532 (5,7% H_2O) 50 g/l
d: dass. 45 g/l:
e: dass. 55 g/l;
f: Boehringer Test-Combination HDL-Cholesterol

$^{+}$) gegen den Mittelwert der jeweils 5 anderen Ergebnisse
$^{++}$) Regressionskoeffizient

vorkommende Konzentrationsbereich des HDL-Cholesterols überstrichen (Tab. 11). Da die Variation zwischen den Reagenzien kleiner als ein Viertel [16] der Variation zwischen den Proben ist, kann die Wahl der Wolframatophosphorsäure als nicht kritisch betrachtet werden.

Tabelle 11
Bestimmung des HDL-Cholesterols in 23 Proben mit je 6 Fällungsreagenzien (Varianzanalyse)

Bereich		(mmol/l)	0,19 ... 2,05
Mittelwert		(mmol/l)	1,15
Variation zw.	s	(mmol/l)	0,112
Reagenzien	s%		9,72
Variation zw.	s	(mmol/l)	0,482
Proben	s%		41,9

pH-Wert des Fällungsreagens

Im Bereich von 5,3 bis 7,5 übt der pH-Wert des Fällungsreagens keinen signifikanten Einfluß auf das Analysenergebnis aus (Tab. 12). Dies hängt u. a. damit zusammen, daß sich Variationen des pH-Wertes der WPS-Stammlösung zwar im pH-Wert des Fällungsreagens widerspiegeln, aber auf den pH-Wert von Fällungsreagens plus Plasma praktisch ohne Einfluß sind (Abb. 8). Erst bei pH-Werten der WPS-Stammlösung über 7,5 soll die Präzipitation unvollständig werden [17].

Tabelle 12
Bestimmung von HDL-Cholesterol in Precilip bei unterschiedlichen pH-Werten des Fällungsreagens

pH	$\bar{x}$ (mmol/l)	s	pH	$\bar{x}$ (mmol/l)	s
5,3	0,889	0,057	6,7	0,855	0,034
5,9	0,848	0,039	7,1	0,868	0,078
6,4	0,855	0,057	7,3	0,891	0,039
6,5	0,853	0,080	7,5	0,886	0,047

Je 10 Einzelbestimmungen

Konzentration des $MgCl_2$

Die Erhöhung der $MgCl_2$-Konzentration im Fällungsreagenz von 2,0 auf 3,0 mol/l bewirkt auf Grund zunehmender Präzipitation eine Verringerung der gemessenen HDL-Cholesterol-Konzentration um 0,050 ± 0,045 mmol/l (fünf Dreifachuntersuchungen). Bei der Konzentration der Standardvorschrift von 2,5 mol/l können daher Abweichungen um 0,1 mol/l toleriert werden. Unterhalb 2,0 mol/l fallen die Analysenergebnisse meist, aber nicht immer, höher aus.

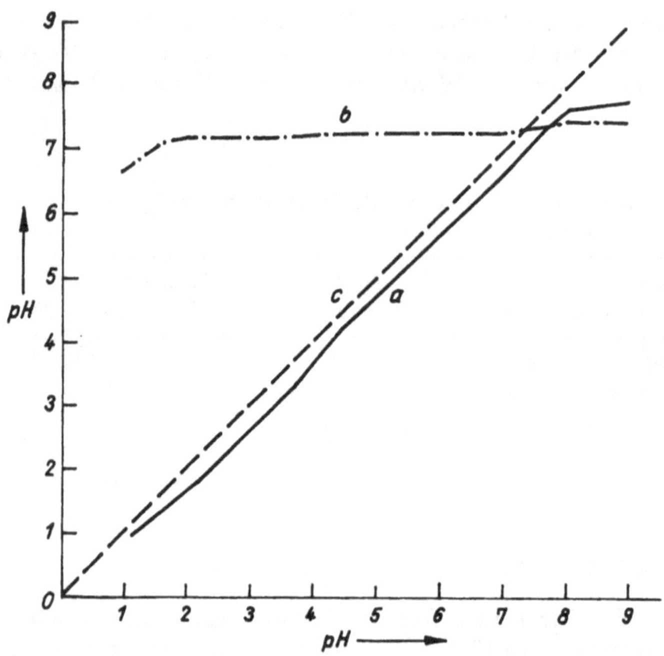

Abb. 8.
pH-Wert von Fällungsreagens (a) und Fällungsreagens plus Plasma (b) in Abhängigkeit vom pH-Wert der WPS-Stammlösung (Abszisse). c = 45°-Gerade. Konzentrationen entsprechend Standardvorschrift

Modifikation einer Cholesterolbestimmung nach der $FeCl_3$-Methode

Das Prinzip der Modifikation besteht in einer Empfindlichkeitssteigerung um den Faktor 2,5 durch Änderung des Proben- zum Isopropranolverhältnisses von 0,2 zu 4,8 ml [13] auf 0,2 zu 1,8 ml. Der erhöhte Wassergehalt wird entsprechend beim Standard und Leerwert beachtet. Der Standard entspricht einer Cholesterolkonzentration von 1,550 mmol/l (600 mg/l). Kontrollserum für Gesamtcholesterol wird 1 : 4 verdünnt, um in den Meßbereich zu fallen. Diese Modifikation, beim größten Teil der vorliegenden methodischen Untersuchungen angewandt, bewährte sich sehr gut.

Präzision

Die Variationskoeffizienten, seriell mit Precilip und zeitabhängig mit Serumpool, entsprechen internationalen Erfahrungswerten (Tab. 13) [3, 17–20]. Die Präzision umfaßt sowohl den Präzipitationsschritt als auch die Cholesterolbestimmung.

Tabelle 13
Präzision der HDL-Cholesterol-Bestimmung (Präzipitation mit WPS)

Cholesterolmethode	s%	Bemerkungen
Lieb. Burch. Automat (14)	3,4	seriell
Lieb. Burch. Automat (14)	3,5	zeitabhängig
Modif. diese Arbeit Abschn. 3.4.2.	5,2	seriell
Modif. diese Arbeit Abschn. 3.4.2.	9,5	zeitabhängig

Richtigkeit

Die Überprüfung des Standardvorschlags mit Precilip 764 ergab sehr gute Übereinstimmung mit dem deklarierten Wert (Tab. 14). Jedoch führte die Aufbewahrung des gelösten Precilip

Tabelle 14
Richtigkeitskontrolle der HDL-Cholesterol-Bestimmung mit Precilip 764 in Serie (mod. Cholesterolbestimmung, s.o.).

Vorgabe: 0,891 ± 0,129 mmol/l

a (mmol/l)	b (mmol/l)
0,897	0,897
0,925	0,860
0,876	0,897
0,876	0,853
0,860	0,780
0,915	0,876
0,925	0,801
0,897	0,780
0,853	0,801
0,897	0,860
0,892 ±0,025	0,841 ±0,046

Aufbewahrung des gelösten Precilip:
a: 1 h bei Raumtemperatur
b: 24 h bei +4 °C
Unterschied zwischen beiden Mittelwerten statistisch signifikant ($p < 1\%$)

im Kühlschrank schon nach 24 h, zu einem signifikant niedrigeren Resultat. Generell bereitet die Richtigkeitsprüfung auf Grund der Instabilität der Lipoproteinstruktur gegenüber Lyophilisieren und Frosten, ferner durch Wirkung von Stabilisatoren, bei den kommerziellen Kontrollmaterialien Schwierigkeiten [20, 21]. – Die Vollständigkeit der Präzipitation konnte sichergestellt werden, indem der Überstand keine durch Disklektrophorese nachweisbaren Apo B mehr enthielt. – Im Vergleich zur Ultrazentrifugation bei Dichte 1,063 ergab die vorliegende Fällungsvorschrift bei 39 normo- und hyperlipämischen Proben signifikant höhere Ergebnisse (Tab. 15).

Tabelle 15
HDL-Cholesterolkonzentration nach Ultrazentrifugation und Präzipitation

	Mittelw. (mmol/l)	Korrelation	Paarvergleich
Ultrazentrif.	1,238 ± 0,421	r = 0,689	t = 4,382
Präzipitation	1,471 ± 0,420	b = 0,993	p < 1%

Eine ähnliche Diskrepanz war bereits hinsichtlich der Heparin-Manganchlorid-Fällung festgestellt worden [4]. Eventuell spielen Materialverluste bei der Entnahme der Lipoproteinfraktionen nach Ultrazentrifugation [3] hierbei eine Rolle.

Diagnostische Spezifität und Empfindlichkeit

Seit den Untersuchungen von Miller und Miller [20] sowie den Ergebnissen umfangreicher epidemiologischer Studien ist die inverse Beziehung zwischen ischämischer Herzerkrankung und Serumkonzentration an High-Density-Lipoprotein (HDL)-Cholesterol bekannt. Nach Ergebnissen der Framingham-Studie [23] ist die Prädiktionsfähigkeit des HDL-Cholesterolwertes für eine kardiovaskuläre Erkrankung achtmal größer als die des Gesamtcholesterols bzw. viermal größer als die des LDL-Cholesterols. Weiterhin kann durch die Bildung des sogenannten Risikoquotienten Gesamtcholesterol/HDL-Cholesterol die Aussagekraft verbessert werden [23–25]. Hohe Werte deuten bei noch normalen bzw. grenzwertigen Gesamtcholesterolkonzentrationen auf ein erhöhtes kardiovaskuläres Risiko.

Niedrige HDL-Cholesterol-Konzentrationen werden als Risikofaktor [22], hohe HDL-Cholesterol-Konzentrationen als Schutzfaktor für die koronare Herzkrankheit angesehen. Die Auftrennung des Gesamtcholesterols in die atherogene Fraktion des LDL-Cholesterols und antiatherogene Fraktion des HDL-Cholesterols bedeutet einen wesentlichen Fortschritt der Lipiddiagnostik [26, 27]. Das LDL-Cholesterol (LDLC) kann aus dem Gesamtcholesterol (TC), dem HDL-Cholesterol (HDLC) und den Triglyceriden (TG) nach

$$\text{LDLC} = \text{TC} - \text{HDLC} - 0{,}457 \times \text{TG}$$

berechnet werden, sofern TG $\leqq$ 8 mmol/l (alle Konzentrationen in mmol/l) [28, 29].

Der Entscheidungsbereich des HDL-Cholesterols geht auf prinzipielle Überlegungen von Assmann [30] zurück. Eine isolierte Beurteilung von HDL-Cholesterol als Risikofaktor ist auf Grund derzeitiger Kenntnise kaum gerechtfertigt. Praktisch bedeutsam ist im Grenzbereich zwischen 5,7 und 7,7 mmol/l Gesamtcholesterol eine Differenzierung in LDL-Cholesterol und HDL-Cholesterol vorzunehmen sowie den Konzentrationsverlauf von HDL-Cholesterol unter Therapie zu verfolgen.

Im Ergebnis zahlreicher Untersuchungen wurde kein Alterseinfluß beim Erwachsenen, jedoch ein signifikanter Geschlechtsunterschied festgestellt. Diese Relationen gelten auch für die Werte nach WPS-Fällung (Tab. 16). Die unteren Grenzen wurden in die Standardvorschrift übernommen und dienten zur unteren Abgrenzung des Entscheidungsbereiches.

Tabelle 16
Geschlechtsunterschiede der HDL-Cholesterol-Konzentration ($\bar{x} \pm s$) (Fällung mit WPS)

Frauen		Männer		
n	mmol/l	n	mmol/l	
90	1,58 ± 0,41	102	1,27 ± 0,27	[6]
–	–	39	1,19 ± 0,28	Diese Arb.
34	1,71 ± 0,39	44	1,19 ± 0,34	[17]

Aufwand

Die Isolierung der HDL nach der angegebenen Fällungstechnik gilt als sehr praktikables Verfahren für die Routinediagnostik. Die Kosten sind gering und eine zusätzliche Geräteausstattung ist nicht erforderlich. Der zeitliche Aufwand für die Separierung dürfte erst bei sehr großen Serien (epidemiologische Studien) bedeutsam werden.

3.4.3. Methodische Hinweise

Prüfmaterial

Die Analyse von Serum und EDTA-Plasma führt zu gleichen Ergebnissen (Korrelationskoeffizient = 0,98, n = 22). Das Prüfmaterial ist ständig bei 4 °C zu halten; maximale Aufbewahrungsdauer 5 Tage.

Allgemeine Erfahrungen der Lipoproteinanalytik besagen, daß das Prüfmaterial nicht tiefgefroren werden darf und daß dem Serum EDTA-Plasma vorzuziehen ist (7 ml Blut mit 0,2 ml EDTA 60 g/l mischen).

Durchführung

Da die Präzipitation auch bei Zimmertemperatur ausgeführt werden kann [3, 10], wurde von dieser Vereinfachung gegenüber früheren Arbeitsvorschriften [1, 5, 6] Gebrauch gemacht. Es ist jedoch zu beachten, daß sich der Eppendorf-Rotor der Tischzentrifuge TH 11 beim Lauf erwärmt; daher sollte die Zentrifugierzeit von 2 min nicht überschritten werden. Bei lipämischem Prüfmaterial führt die Vorverdünnung mit NaCl-Lösung (9 g/l) 1 + 1 fast immer zu einem klaren Überstand der Präzipitation nach dem Zentrifugieren. Nur etwa jede 20. Probe mit Triglyceridgehalten über 4,5 mmol/l bereitet Schwierigkeiten.

Setzt man das gegenüber vorliegender Vorschrift 20fache Volumen eines auf das 20fache verdünnte Fällungsreagens ein, so ist die Präzipitation von VLDL, LDL und Lp(a) vollständig, während HDL_1, HDL_2 und HDL_3 nicht kopräzipitiert werden [31]. Diese Variante setzt eine entsprechend empfindliche Cholesterolbestimmung voraus.

Berechnung

HDL-Cholesterol = Cholesterol im Überstand × 1,100 mmol/l

1,100 = Vorverdünnungsfaktor bei Präzipitation.

Referenzwerte für HDL-Cholesterol bei Erwachsenen

Für die Referenzwertermittlung wurden Probanden ab 18. Lebensjahr ausgewählt, die nach sorgfältiger klinischer Untersuchung und unter Berücksichtigung labordiagnostischer Prüfkomponenten (ALAT, ASAT, Glucose, Harnsäure, Creatinin) als gesund galten. Zur Erkennung einer Hyperlipoproteinämie diente der Lipoproteintrübungstest nach AB (D.L.)-DDR 83, Schwellenwert 6,5 Trübseinheiten. Leistungssportler, Frauen, die Ovulationshemmer einnahmen und Probanden mit vermehrtem Alkoholkonsum wurden nicht mit einbezogen.

Das Blut wurde zwischen 7^{00} und 9^{00} Uhr vom nüchternen Probanden entnommen. Nach Fällung der LDL und VLDL mit Wolframatophosphorsäure-Reagenzlösung nach AB (D.L.)-DDR 83 und Zentrifugation wurde im Überstand HDL-Cholesterol nach dem Prinzip der LIEBERMANN-BURCHARD-Reaktion (Methode II im AB (D.L.)-DDR 83, automatisierte Methode, Fließprinzip) bestimmt. Vergleichbare Arbeitsbedingungen zwischen den Laboratorien wurden durch Verwendung von Precilip 3-373 (Fa. Boehringer, Mannheim GmbH, BRD) für die Kalibrierung erreicht. Die Bestimmung des Cholesterolgehaltes in diesem Precilip erfolgte mit einer manuellen LIEBERMANN-BURCHARD-Methode (AB (D.L.)-DDR 83). Als Kontrollmaterial diente Precilip 764, dessen HDL-Cholesterolgehalt im Mittel zu 1,40 mmol/l bei einem seriellen Variationskoeffizienten von 3,21% bestimmt wurde.

Nachfolgende Ergebnisse wurden bei 371 weiblichen und 377 männlichen Probanden gefunden:

In Tab. 17 sind die Referenzbereiche (10 ... 90 Perzentile) geschlechtsgetrennt sowie weitere Perzentilen angegeben. Danach liegen weibliche Probanden im Median um 0,12 mmol/l höher als die der untersuchten Männer. Die Unterschiede werden in den Randbereichen geringer; im unteren Bereich ist die Differenz 0,05 mmol/l und im oberen 0,04 mmol/l. Insgesamt ist die Differenz mit $p < 0,001$ signifikant.

Tabelle 17
Referenzbereiche für HDL-Cholesterol (mmol/l)

	n	Referenzbereich 10 ... 90 Perzentile	Median	Perzentilen			
				1	2,5	97,5	99
Frauen	371	1,41 ... 1,98	1,62	1,17	1,28	2,31	2,37
Männer	377	1,32 ... 1,87	1,50	1,09	1,10	2,31	2,42

Die Werteverteilung im Histogramm ist in Abb. 9 dargestellt. Danach ist eine Zuordnung zum Verteilungstyp schwierig. Nach der in Abb. 10 erfolgten Darstellung im Wahrscheinlichkeitsnetz läßt sich für den Referenzbereich (10 ... 90 Perzentile) näherungsweise eine Normalverteilung annehmen.

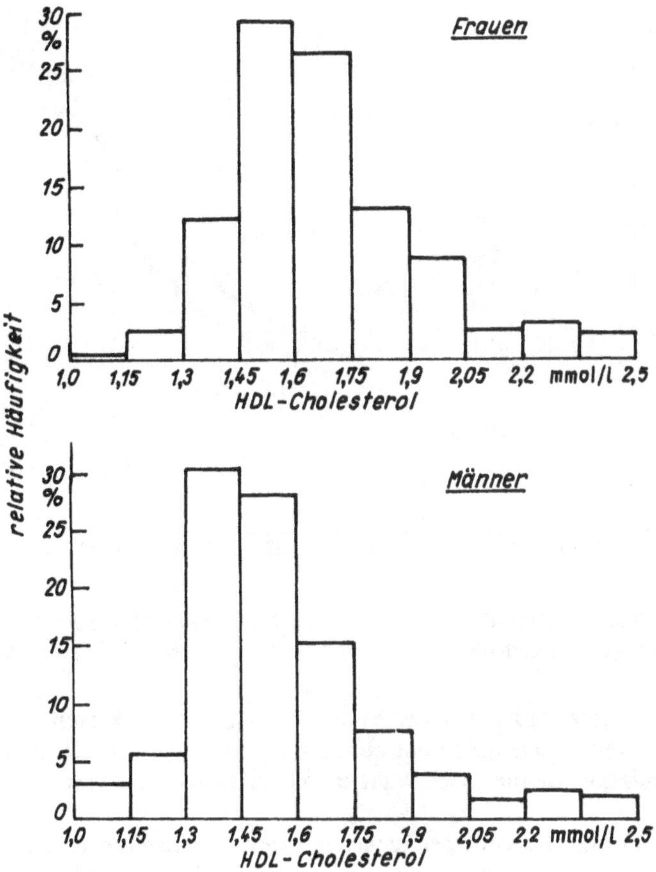

Abb. 9.
Verteilung der HDL-Cholesterol-Werte bei 371 Frauen und 377 Männern

Eine Altersabhängigkeit für das HDL-Cholesterol konnte bisher nicht gesichert werden [32–34]. Dennoch bemühten wir uns bei der Probandenauswahl um eine annähernd homogene Altersstruktur. Zur Prüfung einer möglichen Altersabhängigkeit unserer Ergebnisse unterteilten wir die Probanden in die Altersgruppe 1 (bis 40 Jahre) und die Altersgruppe 2 (über 40 Jahre). Es zeigt sich, daß Frauen der Gruppe 1 (n = 200) den höheren HDL-Cholesterolmedian von 1,65 mmol/l als die der Altersgruppe 2 (n = 171) von 1,59 mmol/l HDL-Cholesterol haben. Parallel dazu liegen die Ergebnisse bei den Männern in der Altersgruppe 1 (n = 235) mit 1,54 mmol/l über denen der Altersgruppe 2 (n = 141) mit 1,46 mmol/l. Diese Unterschiede sind statistisch jedoch nicht signifikant. Betrachtet man weiterhin die HDL-Cholesterolwerte im prognostisch für Herz-Kreislauf-Erkrankungen ungünstigen Bereich, so werden die oben dargestellten Werteunterschiede in den Altersgruppen nicht bestätigt und die Bedeutung zusätzlich relativiert: Bei der 1-Perzentile hat die Altersgruppe 1 sowohl bei den Frauen (1,16 gegenüber 1,21 mmol/l) als auch bei den Männern (1,06 gegenüber 1,10 mmol/l) den niedrigeren Wert.

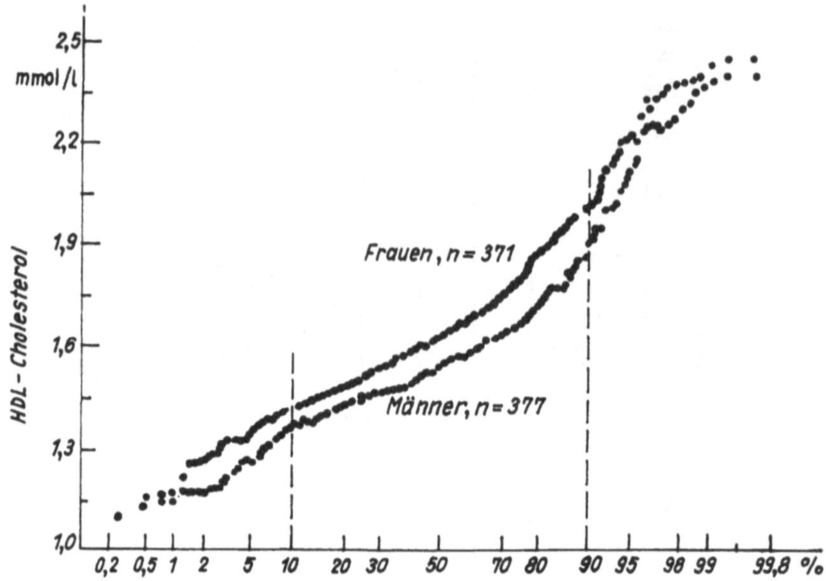

Abb. 10.
Darstellung der HDL-Cholesterol-Werte im Wahrscheinlichkeitsnetz. Die Kurven kreuzen sich weder unterhalb der 1-Perzentile noch oberhalb der 95-Perzentile.

Die Referenzwerte einer Prüfkomponente sind neben anderen Faktoren von der analytischen Spezifität der verwendeten Methode abhängig. Bei Trennung der Lipoproteinfraktionen durch Präzipitation ist die Selektivität nicht einheitlich und vom Fällungsreagens abhängig.

WARNIK et al. [3] kamen bei Untersuchungen mit verschiedenen Präzipitationsreagenzien im Vergleich zur Ultrazentrifugationstechnik zu Abweichungen zwischen −20% bei Anwendung von Polyethylenglycol 6000 und +10% für die Heparin-Calciumchlorid-Präzipitationstechnik. Auch Änderungen in der Konzentration eines Reagens können zu Ergebnisunterschieden führen, wie für das System Heparin-Mn^{2+} gezeigt wurde [3]. Daher ist ein verhältnismäßig stabiles Verfahren, wie das mit Wolframatophosphorsäure-Magnesiumchlorid, von Vorteil [35–37]. Hier ist außerdem eine gute Übereinstimmung mit den Ergebnissen der Ultrazentrifugation gefunden worden [6].

Auch die Auswahl der nachfolgenden Bestimmungsmethode beeinflußt die Höhe der Cholesterolkonzentration. Bei dem hier angewandten Verfahren nach LIEBERMANN-BURCHARD sind höhere Ergebnisse zu erwarten als mit enzymatischen Verfahren [38, 39]. Entsprechend wurden auch für HDL-Cholesterol höhere Werte gefunden [40], was mit dem von uns nachgewiesenen höheren HDL-Cholesterol im Precilip 764 gegenüber dem deklarierten Wert übereinstimmt. Beim Vergleich von Referenzwerten ist daher der Einfluß der Methode zu berücksichtigen. Bei den in Abb. 11 wiedergegebenen Ergebnissen verschiedener Autoren sind auf methodischer Seite nur unterschiedliche Cholesterolbestimmungstechniken gegeben. Die Lipoproteinseparierung erfolgte immer mit Wolframatophosphorsäure-Magnesiumchlorid. Im Mittel deutlich niedriger sind die von ASSMANN [35] mit der enzymatischen CHOD-PAP-Methode erhaltenen gegenüber den von uns mit dem LIEBERMANN-BURCHARD-Verfahren gefundenen Werten (s. auch Kap. 1).

In allen Referenzwertstudien zum HDL-Cholesterol konnten für Frauen im Mittel höhere Werte als für Männer gefunden werden [6, 17, 24, 35, 40, 41]. Eine Abhängigkeit vom Probandenalter konnte für diesen Parameter bei Erwachsenen bisher nicht gesichert werden [32–34], obwohl, wie sich auch bei uns andeutete, jüngere Probanden oft höhere Werte haben als ältere [41, 42].

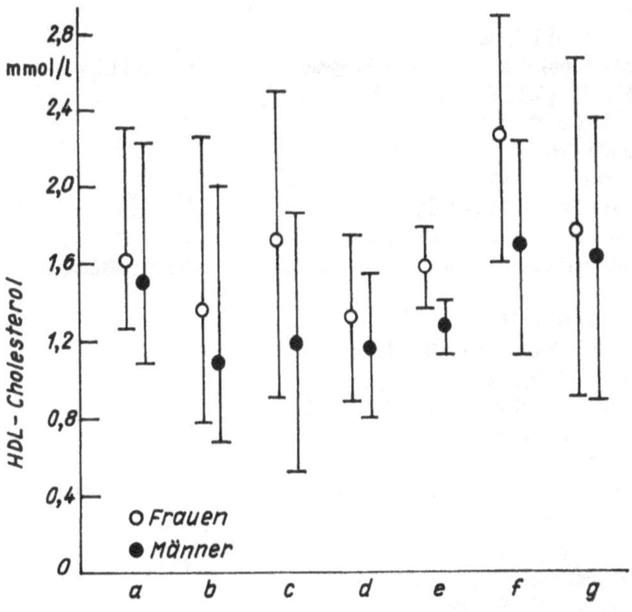

Abb. 11.
HDL-Cholesterol-Referenzwertevergleich verschiedener Autoren. LDL- und VLDL-Fällung bei allen Autoren (außer g) mit Wolframatophosphorsäure-Magnesiumchlorid.
a und b: $\bar{x}$, 2,5–97,5 Perzentile; c – g: $\bar{x} \pm 2s$
a: Ergebnisse dieser Arbeit
b: Assmann [35]: enzymatische Cholesterol-Bestimmung
c: Grove [17]:
d: Herrmann u. Reuter [43]: } Cholesterol-Bestimmung mit Eisen-III-chlorid/Schwefelsäure
e: Lehmann u. Mitarb. [6]:
f: Töwe u. Mitarb. [44]: Cholesterol-Bestimmung nach Liebermann-Burchard
g: Kaffarnik u. Mitarb. [40]: Ultrazentrifugation, enzymatische Cholesterol-Bestimmung

Assmann [35] ist auf Grund von Erkenntnissen aus eigenen und anderen epidemiologischen Untersuchungen zu HDL-Cholesterol-Grenzwerten von 0,91 mmol/l für Männer bzw. 1,16 mmol/l für Frauen gelangt, unterhalb derer mit erhöhtem koronarem Risiko zu rechnen ist. Bemerkenswerterweise kam der Autor beim Vergleich dieser Werte mit den Ergebnissen seiner Referenzwertstudie zu der Folgerung, daß 18,6% der Männer bzw. 25,1% der Frauen HDL-Cholesterolwerte im prognostisch ungünstigen Bereich aufwiesen. Vergleichsweise lagen unsere Werte bei allen Männern oberhalb und nur bei 2 Frauen unterhalb der von Assmann angegebenen „Risikogrenzen".

Auch in diesen differenten Ergebnissen drückt sich der methodische Unterschied zwischen dem enzymatischen Cholesterolbestimmungsverfahren und der AB (D.L.)-DDR 83-Vorschrift aus.

Literatur

[1] BURSTEIN, M. u. a.: J. Lipid Res. **11** (1970), 583
[2] Manual of Laboratory Operations, Lipid Research Clinics Program, Vol. I: Lipid and Lipoprotein Analysis. DHEW, NIH Publ. No. 75–628, Bethesda 1975, S. 56
[3] WARNICK, G. u. a.: Clin. Chem. **25** (1979), 596
[4] LEONHARDT, W. u. a.: Dt. Gesundh.-Wesen **34** (1979), 487
[5] LOPES-VIRELLA, M. u. a.: Clin. Chem. **23** (1977), 882
[6] LEHMANN, A. u. a.: Z. med. Labor.-Diagn. **21** (1980), 353
[7] VIIKARI, J. u. a.: Scand. J. clin. Labor. Invest. **36** (1976), 265
[8] WULFERT, E.: 2ème colloque international lipoprotines et athérome. Faculté de Médicine et Pharmacie, Dijon, 5 mai 1979
[9] KUPKE, I. u. a.: Clin. Chem. **25** (1979), 1795
[10] Test-Combination HDL-Cholesterin, Boehringer Mannheim 1979
[11] TRINDER, P.: Ann. clin. Biochem. **6** (1969), 24
[12] ROESCHLAU, P. u. a.: J. clin. Chem. clin. Biochem. **12** (1974), 403
[13] LEONHARDT, W.: Z. med. Labor.-Diagn. **22** (1981), 234
[14] DITTMER, H. u. a.: Zbl. Pharm. **118** (1979), 457
[15] „Gmelins Handbuch der anorganischen Chemie." Syst.-Nr. 54: „Wolfram." 1933, S. 457
[16] TONKS, D. B.: Clin. Chem. **9** (1963), 217
[17] GROVE, T.: Clin. Chem. **25** (1979), 560
[18] WALTER, S.: Diagnostica Dialog Boehringer **2** (1979), 4
[19] WARNICK, G. R. u. a.: Clin. Chem. **26** (1980), 169
[20] HOHENWALLNER, W. u. a.: Clin. Chem. **26** (1980), 177
[21] ASH, K. u. a.: Clin. Chem. **25** (1979), 2055
[22] MILLER, G. J. und N. E. MILLER: Lancet I (1975), 16
[23] GORDON, T. u. a.: Amer. J. Med. **62** (1977), 707
[24] JENSEN, G. u. a.: Danish Med. Bull. **77** (1980), 139
[25] WILSON, P. W. u. a.: Amer. J. Cardiol. **46** (1980), 649
[26] GOTTO, A. M. u. a.: *"High density lipoproteins and atherosclerosis."* North Holland – Amsterdam – New York: Elsevier 1978
[27] KLIMOV, A. N. in: G. I. KOSIZKIJ (Hrsg.): *„Preventivnaja kardiologija."* Medizina, Moskva 1977, S. 314
[28] FRIEDEWALD, W. T. u. a.: Clin. Chem. **18** (1972), 499
[29] DEMACKER, P. u. a.: Clin. Chem. **30** (1984), 1797
[30] ASSMANN, G.: Diagnostica Dialog Boehringer Mannheim **2** (1979), 1
[31] ASSMANN, G. u. a.: Clin. Chem. **29** (1983), 2026
[32] MADDISON, A. u. a.: Clin. chim. Acta **92** (1979), 307
[33] DEDONDER-DECOOPMAN, E. u. a.: Atherosclerosis **37** (1980), 559
[34] PADOS, G. u. a.: 3. Dresdner Lipidsymposium 1979, S. 339
[35] ASSMANN, G.: *„Lipidstoffwechsel und Atherosklerose".* Stuttgart: Schattauer-Verlag 1982
[36] DEMACKER, P. N. M. u. a.: Clin. Chem. **26** (1980), 1780
[37] LEONHARDT, W. u. a.: Zbl. Pharm. **119** (1980), 1352
[38] MÜLLER, G. u. W. FARR: 3. Dresdner Lipidsymposium 1979, S. 358
[39] STÄHLER, F. u. a.: Dt. med. Wochenschr. **100** (1975), 876

[40] KAFFARNIK, H. u. a.: Verh. Ges. inn. Med., 87. Kongreß, Wiesbaden 1981, München: Bergmann-Verlag 1981, S. 967
[41] PENTILLA, J. M. u. a.: J. clin. Labor. Invest. **41** (1981), 353
[42] RIFKIND, B. M. u. a. in: [26], S. 109
[43] HERRMANN, W. und W. REUTER: Z. ges. inn. Med. **37** (1982), 829
[44] TÖWE, D. u. a.: 14. Kongreß Ges. f. Klin. Chem. u. Labor.-Diagn., Leipzig 1982

3.5. Bestimmung der Triglyceride im Serum (Methode I)

Chemische Verfahren

Eine praktikable Triglyceridbestimmung wurde erst 1957 von CARLSON und WADSTRÖM sowie von HANDEL und ZILVERSMIT angegeben. Seitdem erfuhren diese chemischen Verfahren viele Modifikationen und können in letzter Zeit als gleichberechtigt neben den enzymatischen Methoden gelten. Diese Verfahren umfassen folgende Arbeitsschritte:

1. Extraktion der Lipide und Abtrennung der Phosphatide;
2. Hydrolyse der Triglyceride zu Glycerol und Fettsäuren;
3. Oxydation des Glycerols zu Formaldehyd;
4. colorimetrische oder fluorimetrische Bestimmung eines aus Formaldehyd gebildeten Farbstoffes.

Die Abtrennung der Phosphatide muß wegen der Störung durch das bei der Hydrolyse entstehende Glycerol-3-phosphat erfolgen und ist durch geeignete Wahl des Lösungsmittelgemisches möglich. Nach der alkalischen Hydrolyse erfolgt die Oxydation meist mit Periodsäure.

Die Nachweise mit den hauptsächlich angewandten Reagenzien Chromotropsäure, Phenylhydrazin-kaliumhexacyanoferrat (III) und o-Aminophenol in Gegenwart von Schwefelsäure und Arsensäure (nach der SKRAUPschen Chinolinsynthese) sind zwar empfindlich, aber unspezifisch, störanfällig und arbeitszeitaufwendig. Eine wesentliche Verbesserung ist mit der Einführung der HANTZSCHschen Dihydropyridinsynthese gefunden worden, bei der Formaldehyd mit Acetylaceton und Ammoniak zu dem gelben 3,5-Diacetyl-1,4-dihydrolutidin kondensiert. Diese Methode hat sich praktisch bereits bewährt und ist auf Automaten adaptierbar. Sie wurde deshalb als Methode II standardisiert.

Enzymatische Verfahren

Eine spezifische Erfassung des bei der Hydrolyse von Neutralfett entstehenden Glycerols gelang erstmals WIELAND (1957). Das Glycerol wird durch Adenosin-triphosphat (ATP) unter der katalytischen Wirkung von Glycerokinase (*2.7.1.30*) zu L-Glycerol-3-phosphat phosphoryliert und dann unter dem Einfluß von Glycerol-3-phosphat-Dehydrogenase (*1.1.1.8*) mit Nicotinamid-Adenin-Dinucleotid (NAD) zu Dihydroxyacetonphosphat dehydriert:

$$\text{Glycerol} + \text{ATP} \xleftrightarrow{\text{GK}} \text{Glycerol-3-phosphat} + \text{ADP}$$

$$\text{Glycerol-3-phosphat} + \text{NAD}^+ \xleftrightarrow{\text{G-3-PDH}} \text{Dihydroxyacetonphosphat} + \text{NADH}^+$$

Die Lage des Reaktionsgleichgewichtes ist aber ungünstig und muß durch Zugabe von Hydrazin als Ketonabfangreagens beeinflußt werden. Das dabei entstehende $NADH^+$ kann anschließend im UV-Bereich gemessen werden oder es reduziert unter Katalyse von Diaphorase (*1.6.4.3*) ein Tetrazoliumsalz zu einem stark gefärbten Formazan.
Glycerol kann auch mit Glycerol-dehydrogenase (*1.1.1.6*) und NAD^+ direkt zum Dihydroxyaceton und $NADH^+$ umgesetzt werden.

Eine bewährte enzymatische Methode ist die Variante nach EGGSTEIN und KREUTZ, die deshalb zur Standardisierung gelangt ist (Methode I). Dabei wird eine alkalische Hydrolyse durchgeführt. Vorteilhaft ist die enzymatische Hydrolyse mit pflanzlicher Lipase und Esterase (WAHLEFELD) oder Lipase und Protease (BUCULO und DAVID), die zu einer vollenzymatischen Bestimmung in einem Arbeitsschritt führt. Dadurch wird diese Methode außerordentlich praktikabel.

3.5.1. Prinzip

Die Triglyceride werden mit ethanolischer Kalilauge hydrolysiert, anschließend der stark alkalische pH-Wert des Hydrolyseansatzes mit Magnesiumsulfatlösung abgestumpft, wobei gleichzeitig die freigesetzten Fettsäuren zum größten Teil als Magnesiumsalze gefällt werden. Dadurch werden die störenden Trübungseffekte vermieden. Das bei der Hydrolyse freigesetzte Glycerol wird dann mit Adenosintriphosphat (ATP) in Gegenwart von Glycerokinase in einer exergonischen Reaktion phosphoryliert.

$$\text{Glycerol} + \text{ATP} \xleftrightarrow{\text{GK}} \text{Glycerol-3-phosphat} + \text{ADP}$$

Das gebildete Adenosindiphosphat (ADP) wird in zwei weiteren Reaktionsstufen mit den Hilfsenzymen Pyruvatkinase (PK) (*2.7.1.40*) und Lactatdehydrogenase (LDH) (*1.1.1.27*) umgesetzt:

$$\text{ADP} + \text{Phosphoenolpyruvat} \xleftrightarrow{\text{PK}} \text{Pyruvat} + \text{ATP}$$

$$\text{Pyruvat} + \text{NADH} + \text{H}^+ \xleftrightarrow{\text{LDH}} \text{Lactat} + \text{NAD}^+.$$

Die Konzentrationsabnahme des reduzierten Nicotinamid-Adenin-Dinucleotids wird im optischen Test gemessen und ist der Glycerolkonzentration äquivalent.

3.5.2. Brauchbarkeit

Analytische Brauchbarkeit

Die enzymatische Bestimmung ist nach den vorhergehenden Ausführungen substratspezifisch. Allerdings muß eine Einschleppung von Glycerol oder Substratbildnern durch die Reagenzien vermieden werden.

Die Hydrolyse der Triglyceride des Serums erfolgt mit ethanolischer Kalilauge bei Temperaturen zwischen 55 und 70 °C. Die mindestens notwendige Hydrolysezeit beträgt bei 55 °C etwa 30 min und bei 70 °C 15 min (s. Abb. 12). Am günstigsten wird die Hydrolyse zwischen 60 und 65 °C 30 min durchgeführt.

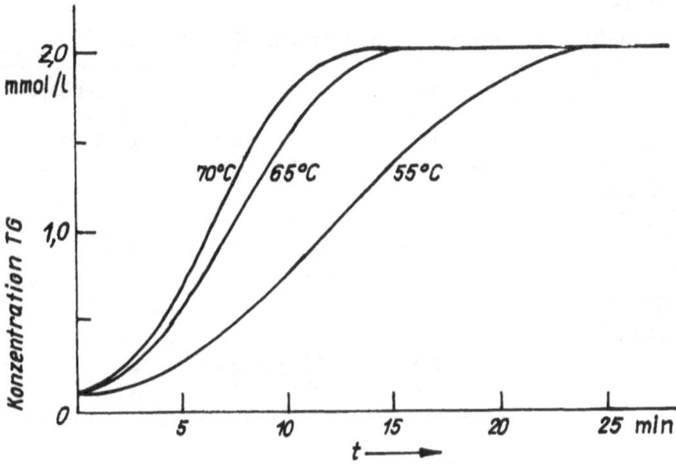

Abb. 12.
Temperaturabhängigkeit der TG-Hydrolyse

Das Gleichgewicht liegt für die durch Pyruvatkinase katalysierte Reaktion mit K = 2×10^3 l/mol auf der Seite von ATP und für die Indikatorreaktion mit K = 1×10^4 l/mol weit auf der Lactatseite.

Störsubstanzen: Die aus Serum und den Reagenzien stammenden Substrate ADP und Pyruvat oder deren Substratbildner werden in einer Vorinkubation verbraucht und stören den Analysenwert nicht, da die Glycerokinasereaktion erst danach gestartet wird. Es können also nur Substanzen eine Störung hervorrufen, die mit der Glycerokinase oder den ihr beigemengten Verunreinigungen reagieren. Vor allem das im Serum vorhandene freie Glycerol muß berücksichtigt werden, wobei für diagnostische Zwecke der Abzug eines gefundenen Mittelwertes bei Normalpersonen als Korrektur meist genügt. Bei gesunden körperlich unbelasteten Erwachsenen wurden 0,096 ± 0,035 mmol/l, bei Kindern von 9 ... 12 Jahren 0,064 ± 0,037 mmol/l freies Glycerol gefunden. Daraus ergibt sich der bei der „Berechnung" eingesetzte Wert von 0,10 mmol/l.

Bei Stoffwechsellagen mit erhöhter Lipolyse (körperliche Belastung, Hunger, Schock) steigt auch das freie Glycerol im Blut, und es empfiehlt sich bei diagnostischer Notwendigkeit eine gesonderte Bestimmung des freien Glycerols. Der bei solchen Patienten gefundene Wert erreicht aber meist auch nur den 2- ... 3fachen Normalwert. Durch hohe Triglyceridwerte wird das freie Glycerol kaum beeinflußt.

Eine andere Störsubstanz ist die Blutglucose, die unter der Wirkung der in Spuren vorhandenen Hexokinase (*2.7.1.1*) mit ATP zu Glucose-6-phosphat und ADP reagiert. Bei der alkalischen Hydrolyse wird die Glucose jedoch zerstört.

Die serielle und zeitabhängige Präzision wurde mit verschiedenen Meßgeräten bestimmt. Die serielle Präzision lag zwischen 0,8 und 5,4%, während die zeitabhängige Präzision zwischen 2,6 und 6,4% lag.

Tabelle 18 zeigt die Ergebnisse von zwei Kontrollseren an den Spektralfotometern Spekol 220 (I) und Eppendorf PCP 6121 (II). Die Richtigkeit ist aus den angegebenen Werten

Tabelle 18
Präzision der enzymatischen TG-Bestimmung (N = 20) in mmol/l

Kontrollserum	seriell $\bar{x}$	s	s%	zeitabhängig $\bar{x}$	s	s%
Serulat Lip I						
Sollwert 2,50						
I	2,60	0,08	3,1	2,67	0,17	6,3
II	2,55	0,06	2,2	2,56	0,14	5,5
Precilip EL						
Sollwert 3,86						
I	3,97	0,12	3,2	3,87	0,19	4,9
II	3,83	0,09	2,2	3,75	0,15	3,9

ersichtlich. Beim Fotometer Spekol 220 wurde der molare Extinktionskoeffizient korrigiert. Die Verwendung der Absaugküvette ist dabei nicht zu empfehlen. Beim Vergleich der beiden Meßgeräte konnten mit dem t-Test keine signifikanten Unterschiede gefunden werden.

Für die tägliche Präzisionskontrolle eignen sich lyophilisierte Seren, wie Serulat Lip I, PK II oder gepoolte Seren, die möglichst am Tage der Gewinnung in kleinen Portionen aufgeteilt bei −20 °C gelagert werden. Nach dem Auftauen sind diese 48 h verwendbar. Zur Richtigkeitskontrolle sind Serulat Lip I und Precilip EL zu empfehlen.

Weiterhin wurde die Lagerfähigkeit der Test-Kombination geprüft, wobei bei sachgerechter Lagerung bis zum angegebenen Verfallsdatum keine nachweisbare Reaktionsbeeinflussung beobachtet wurde. Für die besonders empfindliche Glycerokinase (GK) wurden Aktivitätsbestimmungen nach 3- bis 4wöchiger Lagerzeit bei verschiedenen Temperaturen durchgeführt. Es wurden fünf verschiedene Chargen und Konzentrationen von 0,5 bis 2 mg GK/ml geprüft.

Lagertemperatur:

−20 °C nach einmaligem Auftauen	10 ... 15% Aktivitätsverlust
−20 °C nach dreimaligem Auftauen	38 ... 55% Aktivitätsverlust
4 °C	0% Aktivitätsverlust
22 °C	2 ... 10% Aktivitätsverlust
37 °C	23 ... 48% Aktivitätsverlust

Eine Abhängigkeit von der Konzentration in dem geprüften Bereich war nicht vorhanden. Die Lagerstabilität ist auch unter ungünstigen Bedingungen (Transport in den Sommermonaten) so groß, daß die Bestimmung nicht beeinflußt wird, denn die Test-Kombination enthält einen ausreichenden Überschuß an notwendigen Enzymen.

Diagnostische Brauchbarkeit

Neben dem Cholesterol stellen die Triglyceride die diagnostisch wichtigste Lipidfraktion zur Erkennung einer HLP dar. Dabei können die Triglyceride Werte weit über 25 mmol/l annehmen, während die Cholesterolwerte selten so hoch liegen. Selbst solche extremen Lipiderhöhungen können längere Zeit völlig symptomlos verlaufen.

Die Häufigkeit der HLP bei Erwachsenen beträgt je nach Festlegung der Grenze zwischen normalem und pathologischem Bereich 10 ... 20%.

Durch die gemeinsame Bestimmung von Cholesterol und Triglyceriden werden 95% aller Lipidstoffwechselstörungen gefunden, während durch einen der beiden Parameter höchstens 60 ... 70% erfaßt werden. Zur Sicherung der Ergebnisse ist eine Wiederholungsuntersuchung innerhalb von 2 ... 3 Wochen notwendig, da die komplexe Beeinflußbarkeit des Fettstoffwechsels durch alimentäre, endogene und exogene Faktoren beträchtlich ist.

Aus dem Verhältnis von Triglyceriden und Cholesterol läßt sich bei pathologischen Werten schon eine grobe Differenzierung in die einzelnen HLP-Typen vornehmen, die für therapeutische Maßnahmen häufig ausreicht.

Aufwand

Durch die notwendige Hydrolyse in einem getrennten Verfahren ist der Arbeitsaufwand erheblich, vor allem sind dadurch häufig Volumenfehler bedingt. Der ökonomische Aufwand erfordert eine entsprechend strenge Indikation zur Bestimmung der Triglyceride.

3.5.3. Methodische Hinweise

Prüflösung

Als Prüfmaterial eignet sich Serum oder Plasma von Patienten nach mindestens 12stündiger Nahrungs- und 24stündiger Alkoholkarenz. Eine Lagerung ist bis zu 2 d zulässig, im eingefrorenen Zustand (bei −20 °C) bis zu 60 d.

Bei der Pipettierung muß das Serum möglichst ohne Wandberührung auf den Gefäßboden gebracht werden (Kolbenhubpipette), da sich sonst die TG teilweise der Hydrolyse entziehen. Aus dem gleichen Grund darf nach Zugabe der ethanolischen Kalilauge nur durch geringes Schütteln gemischt werden. Während der Inkubationszeit sollen die Gläser nur wenig über den Flüssigkeitsmeniskus in ein flaches Wasserbad oder elektrischen Heizblock eintauchen, da sonst die Verdampfungsverluste erheblich sind und die Stopfen herausgeschleudert werden. Als Gefäße eignen sich neben etwa 100 mm hohen, mit Glasstopfen verschließbaren Zentrifugengläsern auch Plastegefäße, deren Deckel aber sehr fest sitzen müssen.

Die ethanolische Kalilauge (0,5 N) verfärbt sich häufig bei der Lagerung, sie sollte deshalb wöchentlich aus wäßriger KOH-Lösung und Ethanol frisch angesetzt werden. Jede frisch angesetzte KOH-Lösung muß auf Glycerolfreiheit geprüft werden. Das Hydrolysat kann bei 4 ... 8 °C bis zu 3 d vor der Weiterverarbeitung verschlossen aufbewahrt werden.

Der Hydrolyseschritt erweist sich bei der Fehleranalyse als wichtigste Fehlerquelle, eine Beachtung dieser Hinweise ist also besonders wichtig.

Prüfansatz

Folgende Substrat- und Enzymkonzentrationen sind enthalten:

Triethanolamin	75,9 mmol/l
Magnesiumsulfat	33,03 mmol/l
NADH	206 µmol/l
ATP	690 µmol/l
PEP	379 µmol/l
LDH	7,0 µmol/(s · l)
PK	46 µmol/(s · l)
GK	5,3 µmol/(s · l)

Die Serumverdünnung beträgt 1 : 53,1.

Vor jeder Bestimmungsserie sollte die Extinktion des Reaktionsgemisches (0,2 ml Wasser und 1,0 ml Substrat-RL (T)) geprüft werden, sie sollte bei 334/340 nm über 0,9 bzw. bei 366 nm über 0,5 liegen. Die Haltbarkeit der Substrat-RL (T) beträgt bei Raumtemperatur 8 h, bei 2 ... 8 °C 48 h.

Um die vorgegebenen Inkubationszeiten einzuhalten, sollte die Probenserie nicht größer als 25 sein. Ansonsten tritt eine Verfälschung der Meßwerte durch Änderung der Leerwerte auf, die durch Nebenreaktionen mit geringen Enzymverunreinigungen aus den Reagenzien unter NADH-Verbrauch zustandekommt.

Leeransatz

Durch den Leeransatz werden alle Störsubstanzen kompensiert, die aus den verschiedenen Reagenzien stammen, aber erst bei Zugabe der Glycerokinase und den ihr beigefügten Verunreinigungen reagieren. Im allgemeinen ist die Extinktionsdifferenz des Leeransatzes < 0,070, darf aber nicht vernachlässigt werden. Bei auftretenden höheren Extinktionsdifferenzen sollte nach der Verunreinigung gesucht werden.

Berechnung

Der Triglyceridgehalt des Serums wird mit Hilfe des molaren Extinktionskoeffizienten ε des NADH berechnet, wobei der mittlere Gehalt an freiem Glycerol als Triglycerid in Abzug gebracht wird:

S-Triglyceride = $(\Delta E' \cdot K) - 0{,}10$ mmol/l

$\Delta E' = \Delta E_{Probe} - \Delta E_{Leer}$

$\Delta E_{Probe} = E_1 - E_2$

$\Delta E_{Leer} = E_3 - E_4$

Für die einzelnen Meßwellenlängen ergeben sich aus den Volumenverhältnissen und den betreffenden molaren Extinktionskoeffizienten folgende Faktoren:

λ (nm)	334	340	365
K	8,596	8,433	15,62

Diese Extinktionskoeffizienten gelten nur für monochromatische Meßgeräte und müssen bei anderen Photometern mit Standardlösungen überprüft werden.

Referenzbereiche

Erwachsene: Den Referenzbereichen liegen Befunderhebungen von 1406 sich gesund fühlenden werktätigen Erwachsenen zugrunde, die vor der Auswertung bereits in eine Vielfachreihenuntersuchung einbezogen waren. Als Ausschlußkriterien galten: akute Erkrankungen, Schwangerschaft, Alkoholabusus, Glucose > 8,5 mmol/l, ALAT > 0,6 µmol/(s · l), Gamm-GT > 0,65 µmol/(s · l), Harnsäure > 480 µmol/l, Broca-Index > 30%, Cholesterol > 7,5 mmol/l.

In den Altersgruppen bis zu 44 Jahren waren die Häufigkeiten nahezu normal verteilt. Es bestand nur ein geringer Geschlechtsunterschied, der zwar gerade statistisch signifikant war, aber nicht berücksichtigt zu werden braucht. In den Altersgruppen über 45 Jahre tritt eine mehr log-normale Verteilung auf.

Kinder: Aus einer Vielfachreihenuntersuchung an 1004 klinisch gesunden Kindern wurden folgende Triglyceridwerte der verschiedenen Altersgruppen (N = 150 – 230) ermittelt:

Neugeborene	0,48 ± 0,24 mmol/l
bis 1 Jahr	0,84 ± 0,29
1 – 3 Jahre	0,84 ± 0,32
3 – 6 Jahre	0,96 ± 0,32
6 – 15 Jahre	0,85 ± 0,28

Daraus ergeben sich die Referenzwerte:

in mmol/l	Normalbereich	Grenzbereich	pathologischer Bereich
Kinder 1 – 15 Jahre	0,35 ... 1,40	1,41 ... 1,60	> 1,60
Erwachsene	0,35 ... 1,70	1,71 ... 2,10	> 2,10

Literatur

EGGSTEIN, M. und F. H. KREUTZ: Klin. Wochenschr. **44** (1966), 262

SCHMIDT, F. K. und K. v. DAHL: Z. klin. Chemie u. klin. Biochemie **6** (1968), 156

SCHMIDT, S. H., G. SCHMIDT, K. v. DAHL und U. H. STORK: Z. klin. Chemie u. klin. Biochemie **10** (1972), 160

JAROSS, W., G. HONIGMANN, D. KUNZE, W. HILDMANN und A. TRÜBSBACH: Lipidanalytik in der klinischen Chemie, Berlin 1984, S. 121 – 129

WAHLEFELD, A. W.: in: H. U. BERGMEYER: „*Methoden der enzymatischen Analyse*“ (3. Aufl.). Weinheim: Verlag Chemie 1974, S. 1878 – 1882

BUCULO, G. und H. DAVID: Clin. Chem. **19** (1973), 476

3.6. Bestimmung der Triglyceride im Serum (Methode II)

3.6.1. Prinzip

Von den nichtenzymatischen Verfahren zur Bestimmung der Triglyceride im Serum haben sich verschiedene Varianten mit abschließender 3,5-Diacetyl-1,4-dihydrolutidin-Bildung (HANTZSCH-Reaktion [1 – 5]) durchgesetzt. Farbreaktionen unter Zuhilfenahme von Chromotropsäure [6] wurden verlassen.

Die vorliegende Methode beruht auf der Extraktion der Serumlipide mit Nonan-Propan-2-ol, der Hydrolyse der in der Nonan-Phase enthaltenen Triglyceride mit Natriumpropan-2-olat, Oxydation des freigesetzten Glycerols zu Formaldehyd und HANTZSCH-Reaktion (s. Abschn. 3.5.).

3.6.2. Brauchbarkeit

Analytische Zuverlässigkeit

Nachfolgend sollen Details zur Festlegung vorteilhafter Arbeitsbedingungen für das nichtenzymatische Verfahren dargestellt werden.

Extraktion

Die Spezifität des Verfahrens wird hauptsächlich durch die selektive Extraktion der Serumtriglyceride erreicht. Insbesondere ist die Abtrennung der Phospholipide erforderlich, die mengenmäßig im Konzentrationsbereich der Triglyceride vorhanden sind. Bei der hier angewandten Arbeitsweise erfolgt die Extraktion der Triglyceride mit einem biphasischen System, bestehend aus Nonan-Propan-2-ol und verdünnter Schwefelsäure. Dabei hat das von Royer und Ko [5] eingeführte Nonan als Triglyceridlösungsmittel gegenüber dem von Dole [7] verwendeten Heptan den Vorteil des niedrigeren Dampfdruckes. Sie fanden, daß von Heptanextrakten etwa 3 ... 4% je Stunde verdunsten. Weiterhin zeichnet sich Nonan durch eine darin sehr geringe Löslichkeit der Phospholipide aus. Von diesen werden weniger als 1% extrahiert. Dadurch ist der Zusatz fester Adsorbentien, wie Kieselgel, für die Phospholipidbindung nicht erforderlich.

Der Einfluß der Schüttelzeit wurde mit einer Thys (VEB MLW) bei maximaler Frequenz untersucht (s. Tab. 19). Der Anstieg des Mittelwertes nach 5 min Schüttelzeit ist gegenüber

Tabelle 19
Einfluß der Schüttelzeit auf die Extraktion der Triglyceride

	Schüttelzeit (min)	
	0,5	5,0
$\bar{x} \pm s$ (mmol/l)	3,74 ± 0,13	3,84 ± 0,14
s%	3,4	3,6
n	10	10

dem 30 s-Wert statistisch nicht gesichert. Falls keine Maschine zur Verfügung steht, können die Röhrchen auch von Hand geschüttelt werden. Ergebnisse von Vergleichsuntersuchungen sind in Tab. 20 dargestellt.

Kurze Extraktionszeiten wurden auch von Kruse-Jarres [3] erfolgreich angewendet. Das Schütteln von Hand ist jedoch bei größeren Serien (n > 30) kaum durchführbar.

Tabelle 20
Vergleich maschineller und manueller Extraktion

	5 min schütteln mit Thys	20 s schütteln von Hand
$\bar{x} \pm s$ (mmol/l)	2,12 ± 0,068	2,15 ± 0,073
s%	3,2	3,4
n	10	10

Triglyceridspaltung

Unter Einwirkung von Natriumpropan-2-olat auf die in der Nonanphase gelösten Triglyceride kommt es bei 60 °C innerhalb weniger Minuten zur vollständigen Esterspaltung. Läßt man die Reaktion jedoch länger als 25 min andauern, so fallen die Extinktionen ab. Der schnelle Reaktionsablauf ist durch wasserfreies Natriumpropan-2-olat bedingt. Bei Anwesenheit von Wasser in der Reagenzlösung ist der Reaktionsablauf verzögert.

Oxydation und Farbreaktion

Zur Oxydation des Glycerols zu Formaldehyd hat sich Natriumtetroxoiodat bewährt. Da sowohl die wäßrige Oxydationslösung als auch der Ammoniumacetatpuffer (Ammoniumacetat-RL) mit dem vorliegenden Nonan-Natriumpropan-2-olat-Gemisch keine homogene Phase bildet, war bisher die Überführung des Glycerols in eine wäßrige Phase notwendig. In ihr erfolgte dann die Oxydation und HANTZSCH-Reaktion. In der vorliegenden Vorschrift befinden sich Ammoniumacetat und Essigsäure in einem Propan-2-ol-Wasser-Gemisch. Die Pufferlösung ist nun mit der Nonan-Natriumpropan-2-olat-Phase mischbar. Weiterhin ist der Zusatz von 500 µl wäßriger Natriumtetroxoiodatlösung möglich, ohne daß Entmischung eintritt. Der während der Oxydation des Glycerols gebildete Aldehyd kann dann sofort zu 3,5-Diacetyl-1,4-dihydrolutidin weiterreagieren.

Präzision und Richtigkeit

Für die serielle Präzision wurden in drei Konzentrationsbereichen mit gemischten Seren folgende Ergebnisse erreicht:

unterer Bereich	1,42 ± 0,0458 mmol/l, s% = 3,23, n = 20
mittlerer Bereich	2,98 ± 0,0970 mmol/l, s% = 3,28, n = 20
oberer Bereich	5,76 ± 0,1360 mmol/l, s% = 2,36, n = 20

Zeitabhängige Präzision und Richtigkeit wurden mit dem Kontrollmaterial Precilip, Charge 764, ermittelt. Während einer 20-Tage-Periode wurde ein Triglyceridgehalt von 1,46 ± 0,083 mmol/l gefunden. s% betrug 5,68. Mit der enzymatischen Methode nach alkalischer Verseifung und Abzug von 0,114 mmol/l Triglyceride für freies Glycerol wurde an 6 Tagen im Durchschnitt 1,54 ± 0,08 mmol/l ermittelt. In zwei Laboratorien wurde der Triglyceridgehalt von Patientenseren mit beiden Methoden bestimmt. Folgende Regressionsgleichungen und Korrelationskoeffizienten wurden gefunden:

$$y = 0{,}942x + 0{,}119;\ r = 0{,}987;\ s_{xy} = 0{,}174;\ n = 100$$
$$y = 0{,}932x + 0{,}090;\ r = 0{,}972;\ s_{xy} = 0{,}257;\ n = 84.$$

Zur Untersuchung der Ursache für die höheren Ergebnisse mit dem enzymatischen Verfahren wurden 35 Seren mit Nonan-Propan-2-ol extrahiert. In der Nonan-Phase erfolgte einmal die Bestimmung der Triglyceride mit dem hier kommentierten Verfahren, zum anderen erfolgte nach Eindampfen eines Aliquotes unter Stickstoff die Triglyceridbestimmung auf enzymatischem Weg. Die Übereinstimmung zwischen beiden Verfahren ist unter diesen Bedingungen wesentlich besser (s. Abb. 13). Da bei dieser Verfahrensweise weder Glycerol noch Mono- oder Diglyceride extrahiert werden, könnte hier die Ursache für die differenten Ergebnisse bei Verwendung von Serum ohne Extraktion liegen.

Für die tägliche Präzisionskontrolle wurde neben Precilip auch PK II verwendet.

Analytische Empfindlichkeit

Aus der Bezugskurve ergibt sich eine analytische Empfindlichkeit von E = 2,06 für 1 mmol/l.

Fehlermöglichkeiten

Das chemische Verfahren hat sich unter Routinebedingungen nicht als störanfällig erwiesen. Die Präzision liegt seit Einführung der Methode bei 5%.

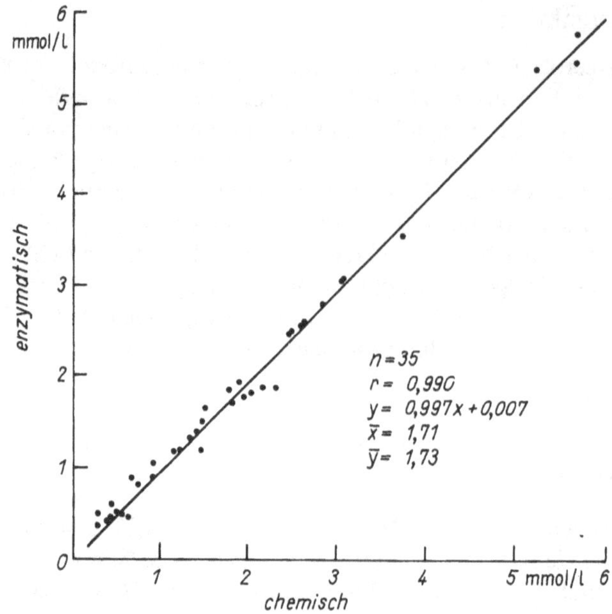

Abb. 13.
Vergleich der enzymatischen und der chemischen Triglyceridbestimmung nach Extraktion der Triglyceride mit Nonan-Propan-2-ol

Zur Herstellung der Natriumpropan-2-olat-RL ist die Destillation des Propan-2-ol über Natrium zu empfehlen. Dadurch ist sie wesentlich länger haltbar. Sie ist stets verschlossen zu halten. Wenn eine deutliche Trübung erkennbar wird, sollte sie erneuert werden.

Diagnostische Spezifität und Empfindlichkeit

Triglyceriderhöhungen im Serum sind postprandial physiologisch. Daher ist die Einhaltung einer 12 ... 14stündigen Nahrungskarenz vor Blutabnahme zur Triglyceridbestimmung unumgänglich.

Eine pathologische Vermehrung der Triglyceride kann entweder autosomal dominant (familiäre Hypertriglyceridämie) oder sekundär durch eine andere Erkrankung bedingt sein. Bedeutung haben Diabetes mellitus, Hypothyreose, nephrotisches Syndrom, Gicht und Pankreatitis. Auch überkalorische Fehlernährung, die meist zur Adipositas führt, kommt als Ursache in Frage.

Von besonderem Interesse ist der mögliche Zusammenhang zwischen Hypertriglyceridämie und Inzidenz einer Koronarsklerose. Die Bewertung wird erschwert, da neben der Hypertriglyceridämie meist weitere Risikofaktoren nachgewiesen werden können. Neben der positiven Korrelation zum Cholesterol, Körpergewicht, zu Harnsäure, Blutdruck und Blutglucose fällt die negative Beziehung zum HDL-Cholesterol auf [8]. Eine abschließende Beurteilung zur Bewertung der Hypertriglyceridämie als selbstständiger Risikofaktor steht noch aus. Dennoch ist eine enge Verbindung mit der ischämischen Herzkrankheit gesichert

[9]. Im Einzelfall ist sie daher im Zusammenhang mit anderen Befunden zu bewerten. Die Häufigkeit der Hypertriglyceridämie sollte zur regelmäßigen Bestimmung dieses Parameters Anlaß geben.

Aufwand

Der finanzielle Aufwand für eine Triglyceridbestimmung nach der chemischen Methode liegt wesentlich unter dem für die enzymatische Bestimmung. Das Verfahren ist für Serienbestimmungen geeignet, wobei eine Serie von 30 Proben maximal zwei Stunden beansprucht.

3.6.3. Methodische Hinweise

Untersuchungs- und Prüfmaterial

Therapeutische Heparingaben führen zur Freisetzung der Lipoproteinlipase im Serum. Dadurch sinkt der Triglyceridspiegel. Wir fanden nach 5000 IE i. v. Heparin bei sofortiger Untersuchung des Serums nach der Blutentnahme einen Abfall der Triglyceride bis auf 58% des Gehaltes vor der Heparinapplikation. Blieb das Serum bis zum nächsten Tag im Kühlschrank stehen (ca. 16 h), wurden sogar nur noch 30% gefunden. Bei einer Halbwertszeit des Heparins im Körper von ca. 1,5 Stunden [1] ist daher zu empfehlen, daß Blutabnahmen zur Triglyceridbestimmung frühestens am folgenden Tag vorgenommen werden.

Durchführung

Die Pipettierschritte bei der Extraktion sind stets in der angegebenen Reihenfolge einzuhalten. Eine Änderung führt zu abnehmender Präzision des Verfahrens. So erfolgte ein Anstieg des Variationskoeffizienten um das Vierfache, wenn anstelle des Serums zuerst die Nonan-Propanol-RL pipettiert wurde.

Die bei der Extraktion verwendeten 0,5 ml Schwefelsäure (40 mmol/l) erwiesen sich als optimal. Eine Änderung der Konzentration oder die Anwendung eines größeren Volumens führten zu geringerer Präzision und unvollständiger Triglyceridextraktion. Ab 1,5 ml Schwefelsäure trennt sich die Nonanphase schlecht vom wäßrigen Unterstand.

Reaktionsbedingungen für den Meßansatz

Unter Anwendung eines 1,5 molaren Ammoniumacetatpuffers mit 0,5 ml Acetylaceton je 100 ml (Acetylaceton-RL) wurde die Reaktionszeit im Wasserbad bei 60 °C im Bereich zwischen 10 und 30 min geprüft. Nach 10 min wurde E zu 0,160, nach 20 min E = 0,192 und nach 30 min E = 0,193 gemessen (n = 10). 83% der Farbreaktion läuft demnach in den ersten 10 min ab, und nach 20 min ist kein Anstieg mehr zu erkennen.

Es wurden Puffer in den Konzentrationen 1,0, 1,5 und 2,0 mol/l hergestellt. Bei Einsatz des letzteren traten durch die hohe Salzkonzentration trübe Farbansätze auf. Er wurde trotz intensiver Färbung nicht weiter verwendet. Als vorteilhaft erwies sich der 1,5 molare Puffer. Gegenüber dem 1,0 molaren Puffer fanden sich um 11,7% höhere Extinktionen.

Steigender Essigsäurezusatz im Bereich von 0...100 ml je Liter Puffer führt zum pH-Abfall (gemessen vor Isopropanolzusatz) von 7,7 auf 5,3. Bei Anwendung dieser Puffer sind mit sinkendem pH-Wert zunehmende Farbintensitäten im Meßansatz zu registrieren. Die korrigierte Extinktion der Tripalmitin-VL* stieg von 0,168 auf 0,250. Jedoch führte der Puffer mit höchstem Essigsäureanteil zu trüben Ansätzen und mußte eliminiert werden.

Der in der Arbeitsvorschrift angegebene Essigsäuregehalt von 20,0 ml/l Puffer lieferte immer klare Meßansätze mit einer korrigierten Extinktion um 0,210 für die Tripalmitin-VL*.

Der Einfluß steigender Acetylacetonkonzentrationen im Puffer (0,1, 0,5 bzw. 1,0 ml Acetylaceton pro 100 ml Puffer) macht sich in steigender Extinktion sowohl der Leeransätze

Tabelle 21
Einfluß des Acetylacetongehaltes auf die Farbintensität der Meßansätze (n = 3)

Acetylaceton (ml)	E_L	E
0,1	0,090	0,169
0,5	0,140	0,213
1,0	0,200	0,222

als auch der Prüfansätze bemerkbar (s. Tab. 21). Ein Acetylacetongehalt über 0,5 ml in 100 ml Puffer führt zum Anstieg des Leerwertes, aber nicht zu höherer Empfindlichkeit der Methode.

Bezugskurve

Tripalmitin ist als Referenzsubstanz auf Grund der guten Stabilität und hinreichenden Löslichkeit in Nonan-Propanol-RL geeignet. Die Bezugskurve läuft bis zu 0,25 mmol/l, das entspricht 6,25 mmol Triglyceride/l Serum, linear. Die Präzision in Serie einer 0,1 mmol/l Tripalmitinlösung beträgt

$$E = 0{,}206 \pm 0{,}0059;\ s\% = 2{,}87;\ n = 20.$$

Alle 5 Meßpunkte der Bezugskurve wichen von der Geraden weniger als 1,2 s ab (CMLD 5.1.).

Literatur

[1] DUNSBACH, F.: J. clin. Chem. clin. Biochem. **4** (1966), 262

[2] GÖDICKE, W. und U. GERICKE: Clin. chim. Acta **30** (1970), 727

[3] KRUSE-JARRES, I. D.: Ärztl. Labor. **21** (1975), 140

[4] NASH, T.: Biochem. J. **55** (1953), 416

[5] ROYER, H. E. und H. KO: Analyt. Biochem. **29** (1969), 405

[6] HANDEL, E. VAN und D. B. ZILVERSMIT: J. Lab. clin. Med. **50** (1957), 152

[7] DOLE, K. P.: J. clin. Invest. **35** (1956), 150

[8] ASSMANN, G.: *„Lipidstoffwechsel und Atherosklerose"*. Stuttgart – New York: Schattauer Verlag 1982

[9] HANEFELD, M.: Zur Bedeutung der Hypertriglyceridämie (HTG) als unabhängiger Risikofaktor (RF). In: H. HALLER, M. HANEFELD, W. JAROSS, W. LEONHARDT u. H. DUDE (Hrsg.): Advances in Lipoprotein and Atherosclerosis Research, Diagnostics and Treatment. VEB Berlin, Chemie, Dresden 1985, S. 386–393

3.7. Elektrophoretische Trennung der Lipoproteinfraktionen des Serums

3.7.1. Prinzip

Die im Serum vorkommenden Lipoproteine unterscheiden sich in ihrer qualitativen und quantitativen Zusammensetzung nicht nur in bezug auf ihren Lipidanteil voneinander, sondern besonders auch im Proteinanteil. Dadurch lassen sie sich mit Hilfe elektrophoretischer Methoden in einzelne Fraktionen trennen. Als Trägermedium für die Elektrophorese wurde von LEES und HATCH [1] ursprünglich Papier verwendet, das aber nur ungenügende Trennungen der Lipoproteine zuläßt. Vorteilhafter ist deshalb der Einsatz von Celluloseacetatfolien (CHIN und BLANKENHORN [2], COLFS und VERHEYDEN [3]) bzw. von Agarosegelen (NOBLE [4], RAPP und KAHLKE [5]) als Trägermaterial. Die einzelnen Lipoproteine wandern dabei im Bereich der α_1-Globulinfraktion (α-LP), im Bereich der α_2-Globuline (prä-β-LP) und im β-Globulinbereich (β-LP). Chylomikronen bleiben am Start zurück. In Agarosegelen lassen sich die Lipoproteine mit Sudanschwarz B oder mit Ölrot O anfärben. Die Färbung der Lipoproteinbanden auf Celluloseacetatfolie kann nach Ozonisierung der Elektropherogramme mit SCHIFF's Reagens nach KOHN [6] oder durch Färbung mit Fettfarbstoffen, wie Sudanschwarz B [3], Ölrot O [7] bzw. mit Fettrot 7 B [8], erfolgen. Die Färbung mit Fettrot 7 B wird in der Standardmethode angewandt. Die Beurteilung der Farbintensität der einzelnen Banden wird visuell vorgenommen.

3.7.2. Brauchbarkeit

Analytische Zuverlässigkeit

Präzision und Richtigkeit

Untersuchungen zur Präzision in Serie und von Tag zu Tag ergaben für die densitometrisch ermittelten relativen Gehalte der einzelnen Lipoproteine s% von 3 ... 10% bei hohen Gehalten und von 15 ... 30% bei niedrigen relativen Gehalten (α- bzw. prä-β-LP).

Zur Überprüfung der Richtigkeit der Methode erfolgten vergleichende Untersuchungen mit der analytischen Ultrazentrifugation. Hierbei ergab sich weitgehende Übereinstimmung der elektrophoretisch ermittelten relativen Gehalte an einzelnen Lipoproteinen mit den aus Flotationsdiagrammen erhaltenen relativen Anteile der einzelnen Lipoprotein-Dichteklassen [8].

Für die Präzisions- und Richtigkeitskontrolle eignen sich tiefgefrorene oder lyophilisierte Kontrollseren nicht, da es durch das Gefrieren und Auftauen bzw. durch die Gefriertrocknung zur Zerstörung des nativen Zustandes von Lipoproteinen und zur Abtrennung von Lipidanteilen kommen kann. Das macht sich besonders im Verschwinden der prä-β-LP-Bande und im Auftreten einer intensiven Farbbande an der Auftragsstelle bemerkbar. Diese stammt nicht von Chylomikronen her, sondern von freigesetzten Lipiden.

Analytische Spezifität und Empfindlichkeit

Die diagnostische Aussagekraft der Serumlipoprotein-Elektrophorese auf Celluloseacetatfolien und in Agarosegelen ist als gleichwertig zu betrachten. Zusätzliche Banden im prä-α-LP-Bereich („sinking pre-β", extra pre-β, Lp(a) [9–11]) sind mit beiden Methoden zu finden. Ein Vorteil der Agrosegelelektrophorese ist der Probenauftrag einer definierten Serummenge, wodurch die direkte Bestimmung z. B. des Cholesterols in den einzelnen Lipoproteinfraktionen möglich ist [12]. Andererseits ist beim Vorliegen von Chylomikronen häufig eine stark ausgebildete Schleppe von der prä-β-Lipoproteinfraktion bis zum Start zu beobachten, was eine Auswertung sehr erschwert.

Wesentlich für die Standardisierung der Elektrophorese der Serumlipoproteine auf Celluloseacetatfolie war eine geeignete, reproduzierbar durchzuführende Färbemethodik. Bei der Färbung nach KOHN [6] mit SCHIFF's Reagens ist vor der Färbung eine Ozonisierung der Elektropherogramme durch Ozonentwicklung mit Bariumperoxid/Schwefelsäure bzw. durch UV-Bestrahlung notwendig. Beide Verfahren sind schwer zu reproduzieren. So kommt es nach der Färbung zur zusätzlichen unspezifischen Anfärbung vom Bereich des Albumins bis zu den γ-Globulinen, wobei sich bis zu 6 gefärbte Banden ergeben können [13, 14]. Die Behandlung der Streifen vor der Ozonisierung mit KUNKELscher Lösung bringt zwar eine Einschränkung der Farbbanden, doch kann bei der densitometrischen Auswertung der transparenten Folien die unspezifische Trübung im Albuminbereich störend wirken [15].

Die Färbung von Lipoproteinfraktionen mit Fettfarbstoffen auf Celluloseacetatfolien birgt insofern Schwierigkeiten, als dieses Trägermaterial mit seinen hydrophoben Eigenschaften die Fettfarbstoffe selbst fest bindet. Dadurch ist die Entfärbung des Untergrundes äußerst problematisch und nur mit unspezifischen Mitteln möglich. So dient nach KLEMENS und SCHMALBECK [7] zur Untergrundentfärbung der mit methanolischer Ölrotlösung gefärbten Celluloseacetatfolien Hypochlorit. Nach SCHLAG u. Mitarb. [16] wird 60 %iges Ethanol zur Untergrundentfärbung empfohlen. Durch diese Prozeduren und in Verbindung mit den anschließend zur Transparentmachung der Folien eingesetzten organischen Lösungsmitteln dürften erhebliche Farbstoffverluste auch in den angefärbten Lipoproteinbanden auftreten. Insgesamt sind diese Färbeverfahren schlecht reproduzierbar und für die klinisch-chemische Routine unbrauchbar.

Verwendbare Ergebnisse werden erhalten, wenn man sich den Vorteil der Celluloseacetatfolie als Trägermaterial für die elektrophoretische Trennung zunutze macht und anschließend ein Färbeverfahren anwendet, bei dem die Celluloseacetatfolie entacetyliert wird. Dadurch erhält man eine hydrophile Matrix, von der der Fettfarbstoff nicht aufgenommen wird. Damit büßt man allerdings einen Vorteil der Celluloseacetatfolie, die Möglichkeit der Transparenz, ein. Das ist aber im Falle der Elektrophorese der Serumlipoproteine kein Nachteil.

Die Anfärbung der Lipoproteinbanden kann in der Weise vor sich gehen, daß man nach der Elektrophorese zuerst die Deacetylierung der Folien vornimmt [3, 17], um anschließend in wäßrig-alkoholischer Fettfarbstofflösung (Sudanschwarz B bzw. Ölrot O) zu färben. Das Verfahren von COLFS und VERHEYDEN [3] ist aber auf Grund der Manipulationen und der geringen Untergrundentfärbung für eine Standardisierung wenig geeignet.

Eine Vereinfachung der Methode kann durch die gleichzeitige Deacetylierung und Färbung erreicht werden. Als Fettfarbstoffe werden dazu Fettrot 7 B [8, 18, 19] und Ölrot O [20] empfohlen. Untersuchungen zur Färbedauer bei Verwendung von Fettrot 7 B ergaben, daß die prä-β-LP bei einer Färbezeit von 3 Stunden [18] eine geringere Anfärbbarkeit aufwiesen als bei der nach KLEMENS und SCHMALBECK [7] durchgeführten Färbung mit Ölrot O [8, 21].

Bei Einteilung der untersuchten Seren in 3 Gruppen mit prä-β-LP-Gehalten von $\leqq$ 20 rel-%, > 20 bis $\leqq$ 40 rel-% und > 40 rel-% (bezogen auf die Färbung nach 60 min) zeigte sich, daß besonders bei Seren mit niedrigen relativen Gehalten an prä-β-LP ein schneller Abfall der relativen Gehalte eintritt, weniger rasch bei mittleren Gehalten, während er bei hohen Gehalten über längere Zeit konstant bleibt (s. Abb. 14). Die durch eine verlängerte Färbedauer bedingten Veränderungen lassen sich durch den Abbau der Triglyceride in dem ethanolisch-alkalischen Färbemedium erklären, wobei die gebildeten Seifen in das Farbbad übergehen.

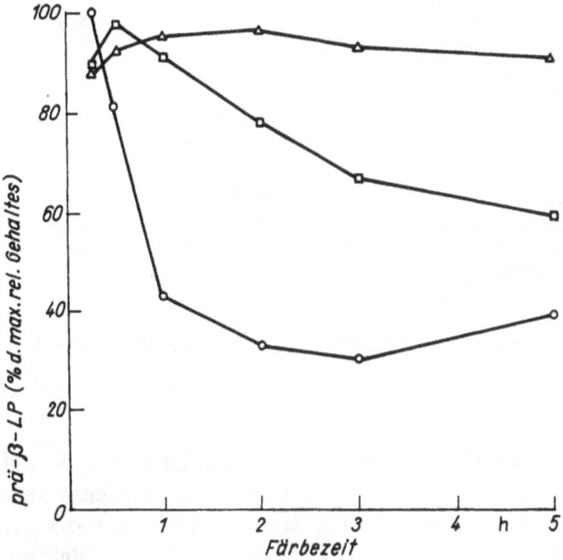

Abb. 14.
Veränderungen des relativen Gehaltes der prä-β-LP-Fraktion bei Seren mit unterschiedlichen Gehalten dieser Fraktion in Abhängigkeit von der Färbedauer
○–○ $\leq$ 20 rel.-% prä-β-LP (bez. auf 1 h); n = 3
□–□ > 20 $\leq$ 40 rel.-% prä-β-LP (bez. auf 1 h); n = 9
△–△ > 40 rel.-% prä-β-LP (bez. auf 1 h); n = 6

Da die prä-β-LP den größten Anteil der Serumtriglyceride transportieren, ist die wesentlich engere Korrelation zwischen den relativen Gehalten an prä-β-LP und den Serum-TG bei einer Färbedauer von einer Stunde (r = +0,93) im Vergleich zur Färbung über 3 Stunden (r = +0,78) verständlich (s. Abb. 15). Beim Auftragen gleicher Serummengen (Probenauftragsstempel) wurde festgestellt, daß im Verlauf der Färbung die absoluten Gehalte (ausgedrückt als Flächeneinheiten) der prä-β-LP bereits nach 60 min rasch abfallen, während die Gehalte an β- und α-LP auch über eine längere Färbezeit konstant bleiben.

Ein großer Vorteil der Verwendung von Celluloseacetatfolien liegt in der densitometrischen Auswertung transparenter Elektropherogramme. Für die Lipoproteinelektrophorese kommt das aber nicht in Betracht, da die Folien durch die Deacetylierung die Fähigkeit, transparent gemacht zu werden, verlieren. Andererseits treten nach eigenen Untersuchungen bei der Färbung nach Klemens und Schmalbeck [7] mit Ölrot O und Transparentmachung der Folien auch in den Bereichen Extinktionsbanden auf, wo keine Färbung vorliegt. Es handelt sich hierbei um Trübungsbanden, die durch andere Serumproteine bedingt sind.

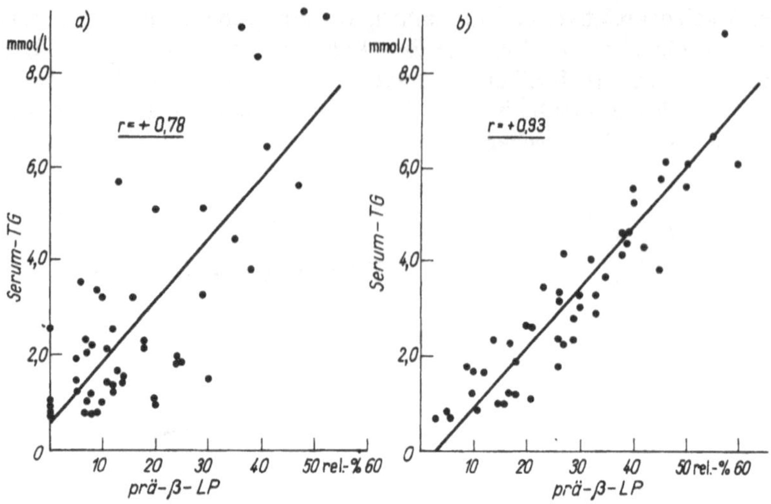

Abb. 15.
Beziehung der Serum-TG zum relativen Gehalt an prä-β-LP bei einer Färbedauer von 3 h (a) bzw. 1 h (b)

Da die Elektrophorese der Serumlipoproteine größere Probenmengen (3 ... 5fache) als die normale Serumeiweiß-Elektrophorese erfordert, kommt es bei der densitometrischen Auswertung transparenter Folien zur Überlagerung der Messung von Farb- und Trübungsintensitäten. Eine solche Auswertung ist deshalb für die Lipoprotein-Elektrophorese nicht anwendbar.

Diagnostische Spezifität und Empfindlichkeit

Hyperlipoproteinämien stellen einen der häufigsten Stoffwechseldefekte in den entwickelten Industriestaaten dar. Die Bedeutung der Störungen des Lipoproteinstoffwechsels liegt besonders in deren Rolle als Risikofaktoren für Herz-Kreislauf-Erkrankungen. Mit anderen Stoffwechselerkrankungen treten Lipoproteinstoffwechselstörungen häufig gemeinsam auf. Sie werden unter dem Begriff „metabolisches Syndrom" zusammengefaßt [22]. Die Hyperlipoproteinämien lassen sich nach Fredrickson und Lees [23] durch Elektrophorese der Lipoproteine in die Phänotypen I bis V einteilen. Von der WHO wurde zur Diagnostik von HLP entsprechend dieser Einteilung die Bestimmung der Gehalte an Triglyceriden und Cholesterol im Serum, dessen Inspektion nach Stehen über 24 h bei 4 °C und die elektrophoretische Trennung der Serumlipoproteine empfohlen [24]. Die elektrophoretisch gewonnenen Lipoprotein-Muster der einzelnen HLP-Typen sind in Abb. 16 dargestellt. Häufigste HLP-Typen sind Typ II b und IV, gefolgt von den Typen II a und V. Der HLP-Typ III tritt selten auf, und der Typ I, ein angeborener Lipoproteinlipasemangel, der zur Hyperchylomikronämie führt, ist nur äußerst selten anzutreffen. Bei 1011 Lipoprotein-Elektrophoresen von Patienten der Medizinischen Akademie Dresden einschließlich der Dresdener Lipidambulanz aus dem Zeitraum von 1972 bis 1974 wurde in 574 Fällen eine HLP diagnostiziert, deren Typisierung mit absteigender Häufigkeit Typ II b und IV (je 30%), Typ II a (23%), Typ V (13%) und Typ III (4%) ergab.

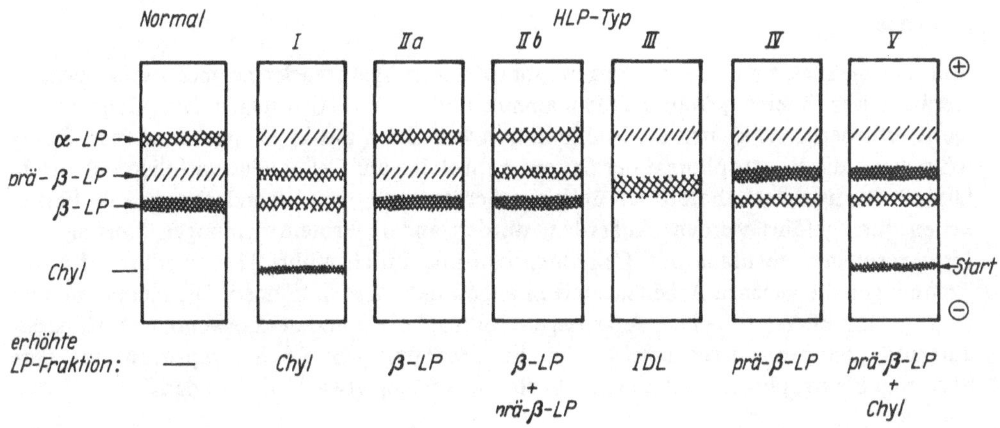

Abb. 16.
Schematische Darstellung der elektrophoretisch erhaltenen LP-Muster bei den verschiedenen HLP-Typen

Die Typisierung der HLP nach diesen Phänotypen weist allerdings einige Mängel auf, die hier genannt seien:

- Die Typisierung gestattet keine Aussage über die Pathogenese und die Genetik der HLP. Hierzu sind spezielle Untersuchungen zum Metabolismus einzelner Lipoproteinfraktionen sowie Familienuntersuchungen notwendig.
- Der HLP-Typ eines Patienten kann sich in relativ kurzer Zeit durch diätetische, medikamentöse oder andere Einflüsse ändern. Dieser gegen die HLP-Typisierung erhobene Vorwurf kann jedoch aus gezielten Untersuchungen zur Beeinflussung des Lipoproteinmusters [25] oder aus der Nichteinhaltung präanalytischer Erfordernisse (Vorbereitung des Patienten und Blutabnahme) (s. Kap. 2) resultieren.
- Die Hoffnungen, die man in eine differenzierte Therapie der einzelnen HLP-Typen gesetzt hatte [26], haben sich wegen der unterschiedlichen Pathogenese innerhalb eines HLP-Types nicht erfüllt.

Nach neueren Gesichtspunkten werden deshalb die HLP nach dem Vorkommen erhöhter Lipid- bzw. Lipoproteinfraktionen (z. B. Hypertriglyceridämie, Hypercholesterolämie, mixed HLP bzw. HLP mit VLDL-, IDL- oder LDL-Erhöhung) sowie nach dem familiären Auftreten klassifiziert. Die Typisierung der HLP nach Fredrickson und Lees [23] hat dadurch an Bedeutung verloren, doch ist das elektrophoretisch erhaltene Lipoproteinmuster insbesondere für die Klassifizierung nach erhöhten Lipoproteinfraktionen ein zusätzlicher Anhaltspunkt in der Diagnostik, der mit relativ einfachen Mitteln zu bewerkstelligen ist. Die Elektrophorese der Serumlipoproteine sollte aber nicht das Ende der HLP-Diagnostik bedeuten, sondern Anregungen für weitergehende Untersuchungen geben.

Aufwand

Während die Elektrophorese der Serumlipoproteine in Agarosegelen normalerweise spezielle Geräte, wie z. B. eine gekühlte Trennkammer und Stanzvorrichtungen bzw. Gelgießkammern, erforderlich sind, und die Manipulation von Gelen nur in geübter Hand zum Erfolg führt, kann die Elektrophorese der Serumlipoproteine auf Celluloseacetatfolien mit den in klinisch-chemischen Laboratorien üblichen Geräten und ohne besondere manuelle Fertigkeiten durchgeführt werden. Außerdem werden andere Proteintrennungen (Serum- und Liquorproteine) ebenfalls auf Celluloseacetatfolie durchgeführt [27], wodurch für die Trennungen die gleichen Arbeitstechniken angewandt werden können. Die Analysendauer ist insgesamt kürzer als bei der Agarosegel-Elektrophorese und der notwendige Arbeitszeitaufwand geringer. Dieser beträgt für die Trennung von 18 Serumproben mit dem Sartorius-Elektrophorese-Kit einschließlich Auswertung etwa 1 1/2 Stunden.

3.7.3. Methodische Hinweise

Prüfmaterial

Das zu untersuchende Serum sollte möglichst frisch verwendet werden. Wird es nach der Gewinnung bei Temperaturen von 2 ... 8 °C aufbewahrt, so wird auch nach 5 Tagen das Trennergebnis nicht beeinträchtigt. Auch das Auftreten von 2 Banden im prä-β-LP-Bereich ist nach dieser Zeit noch nachweisbar [21]. Beim Vorhandensein von Chylomikronen hat nach dem Stehenlassen im Kühlschrank eine sorgfältige Durchmischung des Serums zu erfolgen, um aufgerahmte Chylomikronen wieder gleichmäßig zu verteilen.

Elektrophoretische Trennung

Die Pufferlösung (Barbital-Acetat-Puffer II) mit einer Ionenstärke von 0,05 und einem pH-Wert von 8,6 ... 8,7 darf keine Zusätze an oberflächenaktiven Substanzen (z. B. Triton X-405) enthalten, da dadurch die Wanderungseigenschaften der Lipoproteine beeinflußt werden.

Die Celluloseacetatfolien dürfen mit keiner Markierung der Auftragslinie versehen werden, da die Chylomikronen am Start verbleiben und deren Auswertung durch die Markierung gestört werden würde. Für den Probenauftrag müssen etwa 5 µl Serum je cm Startlinie auf die Folie aufgebracht werden. Das entspricht der 3 ... 5fachen Menge des für die normale Serumeiweißelektrophorese erforderlichen Serumvolumens. Deshalb ist ein mehrfacher Probenauftrag mit dem Probenauftragsstempel des Sartorius-Elektrophorese-Kits oder mit einer anderen geeigneten Probenauftragsvorrichtung notwendig. Zum Probenauftrag über die gesamte Breite eines Folienstreifens (Format 25 × 130 mm) eignen sich auch schartenlose Schmalkanten von Objektträgern.

Färbung

Zur Herstellung des Farbbades (Fettrot-RL) muß der Farbstoff in Ethanol vollständig gelöst sein, damit eine maximale Farbstoffkonzentration erreicht wird. Das Farbbad muß unmittelbar vor der Färbung hergestellt werden und darf höchstens für 6 Folien des Formats 25 × 130 mm einmalig verwendet werden. Das ergibt sich aus den Veränderungen des Farbbades im Verlaufe der Färbung.

Nach Zugabe der Natronlauge zu der ethanolischen Farbstofflösung scheidet sich der Farbstoff erst kolloidal, dann flockig aus. In der Anfangsphase ist die Suspension relativ viskos. Dieser Zustand darf nicht durch Schwenken der Elektropherogramme oder dergleichen zerstört werden, da sonst die flockige Ausscheidung des Farbstoffes beschleunigt und das Färbevermögen des Farbbades verringert wird. Auf keinen Fall darf das Farbbad filtriert werden! Die Färbezeit ist genau einzuhalten, da es bei relativ niedrigen Gehalten an prä-β-LP bereits nach 60 min zu einem Abfall der relativen Gehalte an prä-β-LP kommt (s. Abschn. 3.7.2.).

Die Spülung der Folien nach der Färbung braucht nur kurzzeitig unter fließendem Leitungswasser zu erfolgen, wobei anhaftende Farbstoffpartikel zweckmäßigerweise durch Ziehen der Folien über den Zeigefinger oder den Handrücken beseitigt werden. Anschließend wird in einer Schale mit Leitungswasser weiter gewässert. Die gefärbten Folien lassen sich nach mehrfachem Wechsel des Spülwassers bis zu einer Woche aufbewahren. Sie können aber bereits nach der Spülung unter fließendem Leitungswasser für die visuelle Beurteilung verwendet werden.

Die Trennstrecke zwischen α- und β-Lipoproteinen soll etwa 12 ... 15 mm betragen.

Auswertung

Die Auswertung der LP-Elektropherogramme sollte in erster Linie visuell erfolgen. Dabei ist es zweckmäßig, die Farbintensitäten der einzelnen LP-Banden durch Kreuze (+++, ++, +, (+)) oder Zahlen (4, 3, 2, 1) festzuhalten. Für die Befundübermittlung sollten Angaben über eine Erhöhung (↑) bzw. Erniedrigung (↓) der Farbintensitäten einzelner LP-Banden im Vergleich zur normalen LP-Zusammensetzung gemacht werden (s. Beispiele in Tab. 22). In Verbindung mit den Triglycerid- und Cholesterol-Gehalten des Serums sowie mit dessen Aussehen kann die Typisierung der HLP vorgenommen werden (s. Tab. 22).

Tabelle 22
TG, TC, Aussehen des Serums nach Stehen im Kühlschrank und Befund der LP-Elektrophorese zur Typisierung von HLP

TG	TC	Serum	Chyl	β-LP	prä-β-LP	α-LP	HLP-Typ
hoch	normal	Chyl über klarem Serum aufgerahmt	↑		(↑)		I
normal	hoch	klar		↑↑		↓	IIa
erhöht	hoch	klar bis trüb		↑	↑	↓	II b
hoch	hoch	klar bis trüb	(↑)	breite Bande im β- prä-β-LP-Bereich		↓	III
hoch	normal/ erhöht	klar bis trüb			↑↑	↓	IV
hoch	erhöht	Chyl über trübem Serum aufgerahmt	↑		↑↑	↓	V

Abnorme LP-Muster werden als „untypisch" bezeichnet. Die teilweise ungenügende Darstellung der Chylomikronen auf Celluloseacetatfolie kann durch die Inspektion des Serums ersetzt werden.

Eine densitometrische Auswertung der Elektropherogramme ist prinzipiell möglich. Dazu werden entweder die auf Objektträger aufgezogenen und an der Luft getrockneten Celluloseacetatfolien (nur mit Folien vom Typ SM 11200 möglich, Folien SM 12200 verlieren beim Trocknen ihre Form!) im Auflichtverfahren oder die naß und luftblasenfrei zwischen zwei Objektträgern befindlichen Folien im Durchlichtverfahren ausgewertet. Die densitometrische Auswertung liefert jedoch zur Typisierung der HLP keine über die visuelle Auswertung hinausgehende wesentliche Information. Lediglich für die Unterscheidung der HLP-Typen II b und IV kann der Quotient prä-β-LP/β-LP herangezogen werden, der beim Typ II b im Mittel 0,47 $\pm$ 0,12 ($\bar{x} \pm s$) und bei Typ IV 1,01 $\pm$ 0,19 beträgt [8]. Da die relativen Gehalte der β-LP sowohl bei normalen Seren als auch bei einzelnen Typen stark streuen, ist insbesondere die Abgrenzung der HLP Typ II a von der Norm, aber auch von untypischen LP-Mustern durch densitometrische Auswertung wenig sinnvoll.

Die Auswertung der mit dem ERI 65 m erhaltenen Extinktionskurve durch die Integrationskurve ist nur dann angezeigt, wenn ein gleichmäßig heller Untergrund hinter den β-LP und vor den α-LP vorhanden ist. Im anderen Falle muß eine wahre Basislinie eingezeichnet werden, die schräg zu der vom Integralstift geschriebenen Basislinie verläuft. Die Flächen, die von den Glockenkurven und der eingezeichneten Basislinie begrenzt werden, lassen sich mit Hilfe eines Planimeters auswerten.

Mit dem ERI 65 m resultieren bei Verwendung von Filter 530 nm maximale Extinktionen für die mit Fettrot 7 B angefärbten Banden. Der geringe Unterschied zu Filter 560 nm ist aber zu vernachlässigen, so daß wegen der Auswertung der Amidoschwarzfärbung bei 560 nm auch die Fettrotfärbung mit dem gleichen Filter ausgewertet werden kann.

Reagenzien und Geräte

Ausgangssubstanzen für den Puffer sollten nur Substanzen mit den im 2. AB (D.L.)-DDR vorgeschriebenen Qualitäten sein. Fettrot 7 B muß den Color Index (C.I.) 26050 besitzen. Es ist lichtgeschützt (braune Flasche) aufzubewahren.

Celluloseacetatfolie sollte vor dem Gebrauch nicht beschnitten werden, da es sonst zum Verziehen der Folie und damit zu ungleichen Laufeigenschaften kommen kann. Celluloseacetatfolien vom Typ SM 11200 und SM 12200 eignen sich gleichermaßen für die elektrophoretische Trennung der Serumlipoproteine. Folien SM 12200 lassen sich aber nicht auf Objektträger aufziehen und an der Luft trocknen. Sie verlieren dabei durch Schrumpfung ihre Form.

Das zur densitometrischen Auswertung verwendete ERI 65 m soll nur mit manueller Nullpunkteinstellung verwendet werden.

Literatur

[1] Lees, R. S. und F. T. Hatch: Sharper separation of lipoprotein species by paper electrophoresis in albumin-containing buffer. J. Labor. clin. Med. **61** (1963), 518

[2] Chin, H. P. und D. H. Blankenhorn: Separation and quantitative analysis of serum lipoproteins by means of electrophoresis on cellulose acetate. Clin. chim. Acta **20** (1968), 305

[3] Colfs, B. und J. Verheyden: Electrophoresis and sudan black staining of lipoproteins on gelatinised cellulose acetate. Clin. chim. Acta **18** (1967), 325

[4] NOBLE, R. P.: Electrophoretic separation of plasma lipoproteins in agarose gel. J. Lipid Res. **9** (1968), 693

[5] RAPP, W. und W. KAHLKE: Lipoprotein-Elektrophorese in Agarosegel. Clin. chim. Acta **19** (1968), 493

[6] KOHN, J.: A lipoprotein staining method for zone electrophoresis. Nature (London) **189** (1961), 312

[7] KLEMENS, U. H. und J. SCHMALBECK: Lipoprotein-Elektrophorese auf Celluloseacetat-Membranen. Z. klin. Chem. klin. Biochem. **7** (1969), 540

[8] TRÜBSBACH, A., G. GNAUCK, P. STOLZ, R. KRETSCHMAR und W. JAROSS: Über eine praktikable Methode der Serumlipoproteid-Elektrophorese auf Zelluloseazetatfolien. Proceedings des 1. Dresdner Lipidsymposiums 1973, VEB Berlin-Chemie 1973, S. 64–71

[9] BERG, K., G. DAHLEN und M. H. FRICK: Lp(a) lipoprotein and pre-β_1-lipoprotein in patients with coronary heart disease. Clin. Genetics **6** (1874), 230

[10] RIDER, A. K., R. I. LEVY und D. S. FREDRICKSON: "Sinking" prebeta lipoprotein and the Lp antigen. Circulation **42** (1970), Suppl. 3, 10

[11] DAHLEN, G., C. ERICSON und C. FURBERG: Electrophoresis of lipoproteins on cellulose acetate membrane. Acta med. Scand. Suppl. **531** (1972), 5

[12] COBB, S. A. und J. L. SANDERS: Enzymatic determination of cholesterol in serum lipoproteins separated by electrophoresis. Clin. Chemistry **24** (1978), 1116

[13] BERG, G. und P. RUDOLPH: Über die Lipidelektrophorese auf Membranfolien. Med. Welt **17** (1966), 193

[14] PEYER, C. und H. P. RIEDER: Technische und nomenklatorische Probleme der Lipoproteid-Elektrophorese und Normalbereiche der Glyco- und Lipoproteide im Serum. Clin. chim. Acta **30** (1970), 295

[15] GRABNER, W., W. GRONAUER, G. BERG und D. BERGNER: Mikroelektrophoresen auf Celluloseacetatfolien. Clin. chim. Acta **28** (1970), 299

[16] SCHLAG, B., L. WINKLER und R. GROSSKLAUS: Ein einfaches, gut reproduzierbares Verfahren zur Lipoprotein-Elektrophorese auf Zelluloseacetatfolien. Dtsch. Gesundh.-Wesen **27** (1972), 1868

[17] BEHRENDS, G. T., J. DE JONG und H. A. ZONDAG: A study of serum lipoprotein electrophoresis on cellogel: normal values, comparison with SML profiling and ultracentrifugation. Clin. chim. Acta **41** (1972), 187

[18] SERVA Firmenvorschrift, Heidelberg 28. 7. 70

[19] SERVA Firmenvorschrift: Arbeiten mit Cellogelstreifen. Makroelektrophorese – Lipoproteintrennung. Heidelberg 29. 2. 1972

[20] HELENA Firmenvorschrift: Lipoproteins. Helena Lab., Beaumont, Texas 1976

[21] TRÜBSBACH, A.: Elektrophoretische Trennung und Bestimmung der Lipoproteidfraktionen des Serums. Kommentar zu dem Vorschlag zum DAB 7 (D.L.)-DDR. Zbl. Pharm. **113** (1974), 483

[22] HALLER, H. und M. HANFELD: *„Interrelationen von Lipidstoffwechselstörungen mit anderen Erkrankungen."* In: H. HALLER, M. HANFELD und W. JAROSS (Hrsg.): *„Lipidstoffwechselstörungen"* (2. Aufl.). Jena: VEB Fischer Verlag 1983

[23] FREDRICKSON, D. S. und R. S. LEES: A system for phenotyping hyperlipoproteinemia. Circulation **31** (1965), 321

[24] WHO-Memorandum: Classification of hyperlipidemias and hyperlipoproteinemias. Circulation **45** (1972), 501

[25] HANFELD, M., W. LEONHARDT, W. PAUL, A. TRÜBSBACH und H. HALLER: Der Effekt der kalorienreduzierten Delikateßmargarine Cama auf erhöhte Serumkonzentration von Triglyceriden und Cholesterol. Dtsch. Gesundh.-Wesen **28** (1973), 1958

[26] LEVY, R. I., D. S. FREDRICKSON, R. SHULMAN, D. W. BILHEIMER, J. L. BRESLOW, N. J. STONE, S. E. LUX, H. R. SLOAN, R. M. KRAUSS und P. N. HERBERT: Dietary and drug treatment of primary hyperlipoproteinemia. NIH Conference. Ann. Intern. Med. **77** (1972), 267

[27] AB (D.L.)-DDR 83

3.8. Bestimmung von Apolipoprotein A I (Apo A I) im Serum

3.8.1. Prinzip

Während der Inkubation von Serumverdünnungen mit Anti-Human-Apo A I-Testserum läuft eine präzipitierende Antigen-Antikörper-Reaktion ab, wobei die entstehende Suspension des unlöslichen Immunkomplexes zu einer Trübung des Reaktionsansatzes führt. Die Trübungsintensität wird photometrisch als scheinbare Extinktion gemessen. Da im Bereich eines Antikörperüberschusses gearbeitet wird, stehen Trübungsintensität und Antigenkonzentration in einem eindeutigen und nicht linearen Verhältnis. Ein Zusatz von Polyethylenglycol, wie er für turbidimetrische und nephelometrische Meßansätze gebräuchlich ist, beschleunigt und verstärkt die präzipitierende Immunreaktion. Die Finalkonzentration an Tween 20 im Inkubationsansatz zerstört die Apo A I tragenden Lipoproteinmizellen soweit, daß die Apo A I-Epitope optimal zugänglich werden. Die Messung erfolgt als Endpunktmethode, wodurch ein hohes Signal und ein großer Probendurchsatz gewährleistet werden.

3.8.2. Brauchbarkeit

Analytische Zuverlässigkeit

Die in der Standardvorschrift aufgeführten Verdünnungsgrade der Proben, Standards und des Testserums sind das Ergebnis intensiver methodischer Studien [1 – 3]. Sie gestatten eine störungsfreie Ausbildung des Immunkomplexes, wobei im gesamten Meßbereich ein Antikörperüberschuß garantiert ist. Der Zusatz von Polyethylenglycol wurde entsprechend den internationalen Erfahrungen bei turbidimetrischen und nephelometrischen Meßansätzen ebenfalls als notwendig erkannt. Polyethylenglycol in der gewählten Konzentration beschleunigt und verstärkt die Ausbildung des Immunkomplexes. Ohne Polyethylenglycol wird kein stabiler Endpunkt der Reaktion erreicht, und das Präzipitat neigt zur vorzeitigen Flockung. Die entstehende Trübung ist mindestens 60 Minuten stabil. Die in der Standardvorschrift ausgewiesene Inkubationszeit und Meßzeitspanne garantieren, daß der Endpunkt der Reaktion mit Sicherheit erreicht ist und das Signal unverändert gemessen wird. Innerhalb einer Stunde sollten wenigstens 40 Proben meßbar sein.

Zur Exponierung der Apo A I-Epitope, die in den Lipoproteinmizellen z. T. (auch durch Lipide) maskiert oder konformationsbedingt nicht zugänglich sind, werden in der Literatur verschiedene Vorbehandlungen des Serums empfohlen, welche eine mehr oder weniger tiefgreifende Zerstörung der Lipoproteinmizellen bewirken und das Apo A I entblößen (Erhitzen auf 52 °C, organische Lösungsmittel, Guanidin, Harnstoff, Tetramethylharnstoff, Detergenzien) [4]. Im Vergleich zwischen einer Probenvorbehandlung mit 8 mol/l Harnstoff und mit 0,4% Tween 20 zeigte letzteres Vorteile in der Praktikabilität und einheitlichere Befunde bei der Verwendung von Serum- und Apo A I-Standards [3]. Eine Konzentration von 0,4% Tween 20 führte in der Immunelektrophorese die Präzipitationslinie mizellar gebundenen Apo A I in die des freien Apo A I über [2]. Diese Befunde stehen in Übereinstimmung mit den Beobachtungen von Mao und Kottke [5], die bei der Verwendung verschiedener Antiseren gegen Apo A I im RIA eine maximale „Immunreaktivität" bei einer Tweenkonzentration von 0,32% fanden. In neuester Zeit wurden unsere Befunde auch für die nephelometrische Apo A I-Bestimmung durch MACIEJKO u. Mitarb. [6] bestätigt, die eine Tween 20-Konzentration von 0,375% verwendeten. Die in unserem Standardansatz vorhandene Finalkonzentration von 0,38% Tween 20 führt zu identischen Meßwerten bei Messungen der Proben gegen reines Apo A I und gegen Serumstandards. Die Hauptmenge an Tween 20 wird dem Inkubationsansatz mit der Anti-Apo A I-Testserum-RL zugeführt, während die Tweenkonzentration in den Probenverdünnungen nur 0,2% beträgt. Diese Verfahrensweise erlaubt die Bestimmung der Apolipoproteine A I und B aus der gleichen Probenverdünnung.

Die Verwendung von final 0,4% Tween 20 erlaubt außerdem auch die Bestimmung des Apo A I in hypertriglyceridämischen Seren bis zu mindestens 10 mmol/l Triglyceride. Probleme bei der Apo-Bestimmung in HLP-Seren gehen von den hier vermehrt vorhandenen großen Lipoproteinmizellen (VLDL, Chylomikronen) aus, die mit den Immunkomplexen in Wechselwirkung treten und das turbidimetrische und nephelometrische Meßsignal unspezifisch erhöhen können. Wiederfindungsversuche ergaben unter den Standardbedingungen eine einwandfreie Apo A I-Bestimmung bis zu Serum-Triglyceridkonzentrationen von 13 mmol/l [2]. Die Befunde entsprechen den kürzlich von HANSON und FREIER [7] publizierten Daten, die nephelometrisch selbst bei einer wesentlich geringeren Tweenkonzentration (0,02%) im Test bis zu einer pathologischen Triglyceridkonzentration von 15 mmol/l zwischem nativem und delipidiertem HLP-Serum übereinstimmende Apo A I-Werte fanden.

Präzision

Die unabhängig vom verwendeten Photometertyp erzielbaren Präzisionen liegen seriell unterhalb von 6% (0,61 ... 5,10%) bzw. zeitabhängig unterhalb von 8% (2,91 ... 6,9%) [1], was für immunologische Trübungsreaktionen dem internationalen Maßstab entspricht [4, 8].

Empfindlichkeit

Für ein Kalibrierserum mit einem mittleren Gehalt von 1,0 g Apo A I/l wird im Meßbereich zwischen 0,4 und 2,6 g Apo A I/l ein Extinktionsbereich von 0,2 bis 0,7 durchlaufen. Das heißt, einer Konzentrationsdifferenz Δc von 2 g Apo A I/l steht eine Extinktionsänderung ΔE von 0,5 gegenüber. Die Extinktions-Konzentrations-Kurven sind nicht linear (s. „Auswertung und Berechnung"). Die $\Delta E/\Delta c$-Relation ist daher im niedrigen Konzentrationsbereich der Bezugskurve größer als im Bereich der höchsten Konzentrationen.

Richtigkeit

Ein Vergleich der nach der Standardmethodik ermittelten Apolipoproteinkonzentrationen mit Werten, die durch andere Verfahrensweisen (Rocket-Immunelektrophorese, RID, ELISA, RIA) gemessen wurden, ist nicht möglich, da eine deutliche Methodenspezifität der Befunde besteht [9, 10]. Diese wird weniger durch die Qualität der Antiseren als durch diejenige der individuellen Kalibrierseren, durch verschiedenartige Probenvorbehandlung und durch zusätzliche unterschiedliche Bedingungen bei der Antigen-Antikörper-Wechselwirkung (Festphasenabsorption, Diffusion in Gelen u. a.) bedingt. Dies unterstreicht die Notwendigkeit einer standardisierten Vorgehensweise für den Vergleich von Befunden in kooperativen Querschnitts- und Longitudinalstudien.

Analytische Spezifität und Störgrößen

Die analytische Spezifität ist durch die Monospezifität des Testserums gegeben.

Hinsichtlich der Störanfälligkeit spielen pathologisch erhöhte Triglyceridkonzentrationen des Untersuchungsserums eine Rolle. Die Störungsgründe und die Obergrenze der TG-Konzentration, bis zu der eine einwandfreie Apo-Bestimmung nach dem Standardansatz gewährleistet ist, wurden bereits kommentiert (s. „Analytische Zuverlässigkeit"). Um Fehlbestimmungen in hypertriglyceridämischen Seren auszuschließen, sollte vor der Bestimmung der Triglyceridgehalt des Serums bekannt sein.

Diagnostische Spezifität und Empfindlichkeit

Obwohl eine Hyperlipidämie, insbesondere eine Hypercholesterolämie, zu den Risikofaktoren 1. Ordnung für die Entwicklung atherosklerotischer Gefäßerkrankungen zählt, haben die sog. Basislipide, Cholesterol und Triglyceride, als Risikoindikatoren nicht den erwarteten Erfolg gehabt [11–14]. Angesichts der Tatsache, daß rund 50% der Träger für ein koronares Risiko normolipidämisch sind, ist dies nicht überraschend. Ende der 70er Jahre mehrten sich die Hinweise darauf, daß die Proteinkomponenten der Lipoproteinpartikeln möglicherweise bessere Risikoparameter darstellen als die Lipide. In besonderem Maße gilt dies für die Apolipoproteine A I und B, die auch für normolipidämische Probanden eine Einschätzung des Risikos gestatten [15]. Apo B, das Hauptprotein der cholesterolreichen, potentiell atherogenen Lipoproteinmizellen (vor allem LDL) vermitteln die Aufnahme dieser Partikeln und damit von Cholesterol in Leber und periphere Zellen. Hohe Konzentrationen derartiger Mizellpopulationen im Serum können über unkontrollierte Mechanismen zur Überladung der Gefäßwand (Myoepithelialzellen, Monozyten) mit Cholesterol und zur Ausbildung irreversibler atherosklerotischer Läsionen führen [16]. Apo A I macht über 90% des Proteinanteils in den HDL-Mizellpopulationen aus, von denen ein Teil offenbar eine direkte antiatherogene Funktion im Rahmen des Rücktransportes peripheren Cholesterols zur Leber besitzt [17]. Das individuelle atherogene Risiko ist jedoch nicht nur durch die Quantität einer Lipoprotein-Mizellart gegeben, sondern wird auch durch qualitative Besonderheiten der Mizellen (z. B. Protein/Lipidanteilen) mitbestimmt. Die Lipid- und Apoproteinrelationen können sich in den Lipoproteinmizellen verändern [15, 18, 19]. Untersuchungen von Sniderman u. Mitarb. [19] haben gezeigt, daß das Verhältnis von LDL-Cholesterol/LDL-Apo B in weiten Grenzen schwanken kann, wobei das koronare Risiko der Probanden weit besser mit dem Serumspiegel an LDL-Apo B als mit dem von LDL-Cholesterol korrelierte. Ebenso weist die Korrelation zwischen HDL-Cholesterol und Apo A I starke individuelle Unterschiede auf [20, 21]. Damit wird deutlich, daß Apolipoprotein-Parameter auch im normolipidämischen Bereich Aussagen gestatten können, die über die reine Mengenkorrelation (viel Apo B = viel LDL, wenig Apo A I = wenig HDL) hinausgehen, und daß die Verwendung von Parameterkombinationen, welche qualitative Aspekte der Lipoproteinverhältnisse reflektieren, als durchaus sinnvoll erscheint. Ein Beispiel hierfür bildet die Nutzung des Quotienten aus Gesamtcholesterol/Apo B bzw. HDL-Cholesterol/Apo B neben dem Quotienten Apo A I/Apo B zur Erfassung eines koronaren atherosklerosebedingten Risikos [11, 12, 15, 22–24]. Die Suche nach optimalen Parameterkombinationen ist noch keineswegs abgeschlossen. Sie steht im Zusammenhang mit den Bemühungen um eine internationale Standardisierung der Apo A I- und -B-Bestimmungen, die von der International Union of Immunological Societies in Verbindung mit dem National Heart, Lung, and Blood Institute, Lipid Metabolism-

Atherogenesis Branch, Bethesda/USA, organisatorisch getragen werden (IUIS-NHLBI-CDC Apolipoprotein Standardization Program) [4, 8, 9, 10, 25].

Die Bestimmung der Apolipoproteine A I und B ist indiziert

1. zur Erfassung eines atherosklerosebedingten koronaren Risikos auch bei Personen mit Lipidwerten im normalen oder im „borderline“ Bereich;
2. als spezialisierte diagnostische und differentialdiagnostische Untersuchungen bei Störungen des Lipoprotein-Stoffwechsels (Dys-β-Lipoproteinämien, Tangier-Krankheit);
3. als Verlaufskontrolle in der Anwendung antiatherogener Therapieprogramme.

Für den Einsatz der Apolipoproteine als Risikodiskriminatoren im Massenscreening hat die gleiche Überlegung zu gelten, die für alle Parameter zutrifft, welche keine absolute ja/nein-Entscheidung zulassen. Derartige Parameter haben eine begrenzte Treffsicherheit, die durch ihre Sensitivität, Spezifität bzw. Effizienz beschrieben wird. Diese Größen, welche in der Gegenüberstellung von Probandenkollektiven ermittelt werden, in denen die Prävalenz des zu diagnostizierenden Faktums (Risiko) extrem unterschiedlich verteilt ist (Kontrollgruppe: ideal = 0; Fallgruppe: ideal = 100%), verschlechtern sich gesetzmäßig mit Abnahme der Prävalenz des zu diagnostizierenden Risikos innerhalb einer Testpopulation [26], so daß eine genügend hohe Wahrscheinlichkeit für die Richtigkeit der Aussage in bezug auf das Einzelindividuum erst ab einer Prävalenz um 50% zu erwarten ist, wie sie in Spezialsprechstunden und in der Dispensairbetreuung angenommen werden kann.

Zur Bestimmung der Apolipoproteine sind verschiedene immunologische Verfahrensweisen herangezogen worden (RID, Rocket-Elektrophorese nach Laurell, ELISA, RIA, Turbidimetrie bzw. Nephelometrie) [4, 8, 15, 25]. Bei gleicher Aussagekraft unterscheiden sich diese Verfahren hinsichtlich ihrer Empfindlichkeit, ihres Aufwandes an Materialien, ihrer Meßtechniken und notwendigen Geräte, der Zugriffszeiten und der möglichen Probendurchsätze. Infolge des Fehlens eines internationalen Vergleichsstandards und der methodenabhängigen Befunde lassen sich noch keine verbindlichen Aussagen zum Bereich der „Normalwerte“ machen. Im internationalen Schrifttum werden Apo A I-Werte zwischen 1,0 und 1,47 g/l für Männer und zwischen 1,04 und 1,68 g/l für Frauen angegeben [8]. Ein ausgeprägter Altersgang der mittleren Apo A I-Konzentrationen scheint nicht zu bestehen, während Alkoholkonsum, Rauchen, Kontrazeptiva und sportliches Training die A I-Werte beeinflussen [28, 29]. Die unter Bedingungen der Standardvorschrift durchgeführte Apo A I-Bestimmung in Seren von 100 normolipidämischen Männern und 125 normolipidämischen Frauen ergaben vorläufige Referenzwerte:

$$♂\ 1{,}27 \pm 0{,}37\ g/l;\quad ♀\ 1{,}40 \pm 0{,}37\ g/l.$$

Dies entspricht einem Normalbereich ($\bar{x} \pm 1{,}3\ s$) von 0,79 ... 1,75 g A I/l für Männer bzw. 0,92 ... 1,88 g A I/l für Frauen [2].

Die Hauptbedeutung der Apolipoprotein-Bestimmung wird jedoch nicht im Vergleich einer aktuellen Apo-Konzentration mit einem „Normalwert“ liegen, der als Mittel aus einer Population von Trägern und Nichtträgern eines atherogenen Risikos gewonnen wurde. Der Apolipoprotein-Parameter wird vielmehr seine Bedeutung als integraler Bestandteil einer risikospezifischen Parameterkombination innerhalb vorselektierter Populationen erhalten. Die Apolipoproteinbestimmungen weisen sich, abgesehen von ihrer Bedeutung im Rahmen der klinisch-chemischen Forschung, dem Anliegen nach als Bestandteil der speziellen medizinischen Betreuung aus. Ihre Anwendung wird deshalb in erster Linie den Laboratorien solcher Einrichtungen vorbehalten sein, denen diese Form der Betreuung obliegt.

Aufwand

Vom Standpunkt der Anwendbarkeit in der klinisch-chemischen Routine-Praxis bildet die turbidimetrische Apolipoproteinbestimmung die Methode der Wahl, trotz hoher Anforderungen an die Qualität der Antiseren (hoher Titer bei strenger Monospezifität). Das Verfahren weist eine genügend hohe Empfindlichkeit auf (0,5 g Apo A I/l sind meßbar; in der Praxis eingesetzte Probenmenge: 50 µl Serum), verlangt einen minimalen technischen Aufwand (Routine-Photometer der Spekolserie oder PCP) und gestattet den Durchsatz relativ großer Probenzahlen (mindestens 30 Proben pro Bezugskurve) innerhalb einer relativ kurzen Zugriffszeit von etwa 3 Stunden. Überdies ist eine Teilautomatisierung durch Übertragung auf das SUMAL-System mit nephelometrischem Meßprinzip möglich (s. „Geräte")

3.8.3. Methodische Hinweise

Untersuchungs- und Prüfmaterial

Als Untersuchungsmaterial dient Blut. Die geforderten Zeitspannen für eine Nahrungs- und Alkoholkarenz von 12 bzw. 24 Stunden schränkt die Wahrscheinlichkeit für das Bestehen nicht repräsentativer, akuter Veränderungen der Apo A I-Werte (Gegenwart von Chylomikronen, Modifikationen der HDL-Subfraktionsanteile) auf ein Minimum ein. Die durch chronischen Alkoholabusus hervorgerufenen Apo A I-Erhöhungen sind hiervon ausgenommen [22].

Prüfmaterial ist Serum. Haltbarkeitstests zeigten eine Konstanz der Apo A I-Werte bei 2 ... 8 °C über wenigstens 7 Tage [1, 2]. Für spezielle Fragestellungen, bei denen ein längeres Aufbewahren der Proben unumgänglich erscheint, dürfte ein einmaliges Einfrieren und Aufbewahren bei −18 °C möglich sein. Bezüglich der Haltbarkeit gefrorener Serumproben liegen jedoch noch keine gesicherten Daten vor.

Durchführung

Der Standardansatz ist so konzipiert, daß er für ein breites Spektrum der in den klinisch-chemischen Laboratorien vorhandenen Routine-Photometer anwendbar wird. Da es sich bei der Trübungsmessung um die Messung einer scheinbaren Extinktion handelt, die nicht dem LAMBERT-BEERschen Gesetz gehorcht, verlangen die Photometertypen der Spekolreihe und des PCP gesonderte Meßansätze (Meßansatz a und b). Diese Ansatzvarianten berücksichtigen die Empfindlichkeit und die Meßgeometrie der Geräte. Beide Ansätze sind jedoch hinsichtlich der Antigen-Antikörper-Relation, der Detergens- und Polyethylenglycol-Konzentrationen im Finalansatz identisch. Proportionale Volumenveränderungen von Proben- und Testserumverdünnungen im Inkubationsansatz sind außerdem möglich, wenn beispielsweise das Spekol 11 mit Trichterküvette eingesetzt werden soll (Verdopplung der Volumina). Die Präzision der Ergebnisse hängt in entscheidendem Maße von der Pipettiergenauigkeit ab. Auf diesen Punkt ist äußerste Sorgfalt zu verwenden.

Auswertung und Berechnung

Die nach der Standardvorschrift erstellten Bezugskurven erfassen einen Konzentrationsbereich, der für ein Kalibrierserum mit einem mittleren Apo A I-Gehalt von 1,10 g/l von 0,45 bis 2,8 g/l Serum-Apo A I reicht. Für bestimmte Fragestellungen kann durch die Wahl einer anderen Probenverdünnung der Meßbereich nach oben oder unten erweitert werden. Dann ist der reziproke Wert der aktuellen Probenverdünnung als Größe P in die Berechnungsformel einzusetzen. Werden Proben mit unterschiedlichen Verdünnungsgraden gemessen, so empfiehlt es sich, die Apo A I-Konzentrationen der Bezugskurve unter Weglassen der Größe P zu errechnen und die für die Meßproben aus der Kurve abgelesenen Apo A I-Werte nachträglich mit der jeweils zutreffenden reziproken Verdünnung zu multiplizieren.

Da bei der Trübungsmessung das LAMBERT-BEERsche Gesetz nicht gilt, zeigen die Bezugskurven hyperbolischen Verlauf. Ihre Erstellung, sofern sie nicht rechnergestützt erfolgt, hat unter Zuhilfenahme eines Kurvenlineals zu geschehen. Da die Festlegung der Bezugskurve durch 5 Meßpunkte in 3fach-Bestimmung gegenüber der Festlegung durch 6 Meßpunkte in Einfachbestimmung keinen signifikanten Präzisionsgewinn ergab [2], wurde letzterem Vorgehen aus ökonomischen Gründen (Antiserumbedarf) der Vorzug gegeben.

Die Bezugskurve ist für jeden Arbeitstag neu zu erstellen. Sie ist für alle Messungen gültig, für die die Testserumverdünnung (Apo A I-Testserum-RL) aus dem gleichen Ansatz, das gleiche Photometer sowie der gleiche Küvettenhalter verwendet werden.

Reagenzien

Apo A I-Testserum

Das Testserum zur Immunturbidimetrie „Anti-Human-Apolipoprotein A I" ist ein polyklonales Antiserum von der Ziege, das gegen humanes Apo A I gerichtet ist und unter den standardisierten Meßbedingungen keine Kreuzreaktivität mit anderen Serumproteinen des Menschen zeigt. Entsprechend seinem hohen Antikörpertiter und seiner Monospezifität ist das Antiserum sowohl für turbidimetrische als auch für nephelometrische Messungen geeignet. Der Hersteller (SIFIN, Berlin-Weißensee) garantiert eine gleichbleibende Chargenqualität (Aktivitätsunterschied ≦ 10%), wobei die sog. präzipitierende Kapazität, in die sowohl der Antikörpergehalt (Titer) als auch die Avidität der Antikörper eingehen, als Bewertungsmaßstab gilt [2]. Das Testserum wird als Lyophilisat angeboten. Die vorläufige deklarierte Haltbarkeit beträgt 2 Jahre. Wie weiterführende Untersuchungen bisher zeigten, ist eine Stabilität auch über diesen Zeitraum hinaus (bis zu 3 Jahren) gewährleistet [2].

Nach Lösen mit 1 ml Wasser entsteht eine klare Lösung, die nach 15 min eingesetzt werden kann und die bei 2 ... 8 °C bis zu 14 Tagen haltbar ist. Ein einmaliges Einfrieren (jedoch nicht mehrfach) der Testserumlösung bei −15 bis −25 °C ist ebenfalls möglich. Auf diese Weise aufbewahrte Testserumlösungen sind 2 Monate verwendbar, falls nach Abschluß der Rekonsitution sofort portioniert eingefroren wurde [2].

Entsprechend den beiden Meßansätzen a und b (s. „Durchführung") ist für jeden alternativen Ansatz die zugehörige Testserum-Reagenslösung (Testserum-RL(a) bzw. Testserum-RL(b)) zu verwenden. Sie realisiert den wesentlichen Anteil der Finalkonzentrationen an Tween 20 und an Polyethylenglycol, deren Bedeutung im Abschnitt „Analytische Zuverlässigkeit" kommentiert wurde. Die Haltbarkeit der Testserum-RL beträgt bei Raumtemperatur 8 Stunden.

TW-Natriumchloridlösung

Die Tween-Natriumchloridlösung dient zum Verdünnen der Proben bzw. des Kalibrierserums. Aus Praktikabilitätsgründen wurde sie dem Verdünnungsmedium der Apolipoprotein B-Bestimmung angeglichen, so daß beide Apolipoproteine aus den gleichen Probenverdünnungen bestimmt werden können. Die Haltbarkeit der TW-Natriumchloridlösung ist wegen des Tweenanteils bei 2 ... 8 °C auf 5 Tage begrenzt.

TW-PEG-Lösung

Die Tween-Polyethylenglycollösung ist eine phosphatgepufferte Natriumchloridlösung, die neben Tween auch für die Reaktion nötige Menge Polyethylenglycol enthält. Sie dient zur Verdünnung des Anti-Apo A I-Testserums. Die Haltbarkeit hängt im wesentlichen vom Tween ab und ist bei 2 ... 8 °C auf 10 Tage begrenzt. Die Haltbarkeit des tweenfreien Puffers beträgt unter den gleichen Bedingungen 3 Monate.

Kalibrierserum 2 (Apolipoprotein A I und B)

Das Kalibrierserum dient zur Aufstellung von Bezugskurven für die quantitative immunturbidimetrische oder nephelometrische Bestimmung der Apolipoproteine A I und B. Es handelt sich um ein Lyophilisat auf Humanserumbasis. Diese Form des Kalibrierserums wurde gewählt, da es im Vergleich zu einem ebenfalls getesteten Flüssigstandard folgende Vorteile aufweist [2].

- ausgezeichnete Haltbarkeit für beide Apolipoproteine (gemessen gegen einen an reinen Apolipoproteinpräparationen kalibrierten Betriebsstandard) mit Sollwertstabilität über mehr als 12 Monate bei 2 ... 8 °C;
- gute Korrelation mit nephelometrischen Messungen im SUMAL-System.

Die Bemühungen der IUIS um einen WHO-Standard orientieren ebenfalls auf einen lyophilisierten Serumpool als Referenzmaterial [8, 9].

Die Rekonstituierung des Kalibrierserums aus dem Lyophilisat hat mit äußerster Sorgfalt zu geschehen. Das gilt sowohl für die Genauigkeit des zu pipettierenden Wasservolumens (0,500 ml) als auch für die absolute Homogenität der entstehenden Lösung. Es entsteht eine klare oder schwach trübe gelbliche Flüssigkeit ohne makroskopisch erkennbare Teilchen. Diese Schritte bestimmen zu einem erheblichen Teil die zeitabhängige Präzision der Bestimmung.

Die Konzentration an Apolipoprotein A I und B im Kalibrierserum hängt von der Herstellungscharge ab und ist auf der jeweiligen Anlage zum Beipackzettel des Herstellers in g/l angegeben. Die chargenabhängige Konzentration wird immunturbidimetrisch unter Bezug auf hochgereinigte Apo A I- bzw. LDL-Präparationen bestimmt [2]. Ein Einfrieren des rekonstruierten Lyophilisats ist auf jeden Fall zu vermeiden.

Kontrollserum 2 (Apolipoproteine A I und B)

Zur Präzisions- und Richtigkeitskontrolle steht das „Kontrollserum 2 zur Immunturbidimetrie" für die Apolipoproteine A I und B zur Verfügung (SIFIN). Es handelt sich um ein Lyophilisat auf Humanserumbasis mit weitgehend ähnlichen Eigenschaften des Kalibrierserums [2, 22]. Nach Lösen mit 1,000 ml Wasser entsteht eine klare oder schwach trübe gelbliche Flüssigkeit ohne makroskopisch erkennbare Teilchen, die nach 30 min einsetzbar ist. Die Sollwerte hängen von der Herstellungscharge ab und sind in der jeweiligen Anlage zum Beipackzettel des Herstellers in g/l angegeben. Sie sind in ausgewählten Laboratorien unter Leitung des SIFIN ermittelt worden. Das Kontrollserum wird wie die zu bestimmenden Patientenseren behandelt. Die Bewertung der Kontrollergebnisse hat nach AB(D.L.)-DDR zu erfolgen. Das Lyophilisat des Kontrollserums ist bei 2 ... 8 °C

18 Monate haltbar. Die Haltbarkeit des rekonstituierten Lyophilisats beträgt bei 25 °C 8 Stunden, bei 2 ... 8 °C 5 Tage. Ein einmaliges (keinesfalls wiederholtes) Einfrieren ist möglich. Die Haltbarkeit bei −15 ... −25 °C beträgt dann 1 Monat.

Geräte

Wie bereits erwähnt (s. „Durchführung"), sind die Meßansätze so konzipiert, daß die zur Grundausstattung der größeren klinisch-chemischen Laboratorien zählenden Photometertypen der Spekolserie (Spekolserie 200, Spekol 20, Spekol 11) bzw. PCP 6121 oder Eppendorf 1101 verwendet werden können. Die Messung am Spekol sieht die Verwendung der 0,2 ml-Mikroküvette M 10 (1 cm) bei manueller Füllung und Entleerung der Küvette vor. Auf diese Variante zielt die Standardvorschrift im Meßansatz a. Unter Berücksichtigung der größeren Küvettenvolumina der Eppendorf-Photometer im Verein mit der hohen Empfindlichkeit dieser Geräte wurde der Meßansatz b möglich, der zu keinem höheren Verbrauch an Test- und Kalibrierserum führt. Bei Benutzung der älteren Spekoltypen (Spekol 11 mit Trichterküvette) kann der Meßansatz a, falls erforderlich, unter einem Mehraufwand an Reagenzien proportional vergrößert werden. Auf diese Weise bleiben die Antigen/Antikörper-Relationen und alle übrigen Finalkonzentrationen im Trübungsansatz ebenfalls erhalten.

Wie Korrelationsanalysen zeigen, ist der proportional verkleinerte Meßansatz a mit den aufgeführten Reagenzien ohne Einschränkung auf das SUMAL-Gerätesystem übertragbar. Wegen der geringen Schichtdicke von 0,15 cm in der Multiküvette ist die Messung hier jedoch nur unter Benutzung des empfindlicheren nephelometrischen Meßteils des SUMAL-Gerätesystems möglich. Der gegenüber der Schichtdicke von 1 cm auftretende Empfindlichkeitsverlust von 85% wird durch die Einführung der Streulichtmessung (Immunnephelometrie) ausgeglichen. Die nephelometrische Messung ist auch für hypertriglyceridämische Seren, wie sie unter turbidimetrischen Meßbedingungen getestet werden, durchführbar. Bei der Untersuchung von 261 Seren im turbidimetrischen und nephelometrischen Meßansatz betrug der Korrelationskoeffizient 0,92 [2].

Literatur

[1] Prüfplan zur Standardisierung der Apolipoproteinbestimmungen v. 6. 1. 1988 (IFAR, SIFIN, Inst. f. Pathol. Biochem. d. FSU Jena)

[2] Mohr, J. und H.-J. Rüger: Abschlußbericht zur Staatsplanaufgabe ZF 1400 19994 (Abschlußstufe V 10/0) „Entwicklung von Präparaten zur Bestimmung der menschlichen Apolipoproteine A I und B mittels Immunturbidimetrie (ITM) sowie Immunephelometrie (INM) am Sumal und deren Überführung in die Produktion" v. 8. 10. 1987, in Verbindung mit: Jaross, W.: „Hauptgutachten zur klinischen Prüfung der Reagenzien zur immunturbidimetrischen Bestimmung der Apolipoproteine A I und B (SIFIN) im Serum" v. 30. 12.1986 (Med. Akad. Dresden, Inst. f. Klin. Chem. u. Lab.diagn.)

[3] Winkler, L., B. Schlag, H.-J. Rüger und R. Dargel: Z. med. Labor.-Diagn. **27** (1986), 372

[4] Steinberg, K. K., G. R. Cooper, S. R. Graiser und M. Rosseneu: Clin. Chem. **29** (1983), 415

[5] Mao, S. J. T. und B. A. Kottke: Biochim. Biophys. Acta **620** (1980), 447

[6] Maciejko, J. J., S. S. Levinson, L. Markyvech, M. P. Smith und R. D. Blevins: Clin. Chem. **33** (1987), 2065

[7] Hanson, N. Q. und E. F. Freier: Clin. Chem. **32** (1986), 2090

[8] ROSSENEU, M., R. VERCAEMST, K. K. STEINBERG und G. R. COOPER: Clin. Chem. **29** (1983), 421
[9] SMITH, S. J., G. R. COOPER, L. O. HENDERSON und W. H. HENNON: Clin. Chem. **33** (1987), 2240
[10] HENDERSON, L. O., W. H. HENNON, S. J. SMITH und G. R. COOPER: Clin. Chem. **33** (1987), 2250
[11] AVOGARO, P., G. BITTOLO BON, G. CAZZOLATO und G. B. QUINCI: Lancet **I, 28** (1979), 901
[12] BACKER, G. DE, M. ROSSENEU und J. P. DESLYPERE: Atherosclerosis **42** (1982), 197
[13] FRUCHART, J. C., J. KORA, C. CACHERA, V. CLAVEY, P. DUTHILLENE und Y. MOSCHETTO: Clin. Chem. **28** (1982), 59
[14] FRUCHART, J. C., H. PARRA, C. CACHERA, V. CLAVEY und M. BERTRAND: Ric. Clin. Lab. **12** (1982), 101
[15] HEISS, G. und H. A. TYROLER: Proc. of the Workshop on Apolipoprotein Quantification, NIH Publ. No. 83–1266, NIH, Bethesda 1983, S. 7
[16] PIETILÄ, K. und T. NIIKARI: Med. Biol. **61** (1983), 31
[17] ROHEIM, P. S.: Amer. J. Cardiol. **57** (1986), 3c
[18] DOLPHIN, P. J.: Can. J. Biochem. Cell Biol. **63** (1985), 850
[19] SNIDERMAN, A. D., WOLFSON, B. TENG, F. A. FRANKLIN, P. S. BACHORIK und P. O. KWITEROVICH: Ann. Intern. Med. Paris **97** (1982), 833
[20] WEISWEILER, P. und P. SCHWANDT: J. Clin. Chem. Clin. Biochem. **22** (1984), 113
[21] ASSMANN, G.: J. Clin. Chem. Clin. Biochem. **19** (1981), 1
[22] ALAUPOVIC, P.: Can. J. Biochem. **59** (1981), 565
[23] WINKLER, L., B. SCHLAG, G. OSTERMANN und R. DARGEL: Z. med. Labor.-Diagn. **29** (1988), 314
[24] STIPHOUT, W.-A. H. J. VAN, A. HOFMAN, H. A. C. M. KRUIJSSEN, R. VERMEEREN und P. H. E. GROUT: Atherosclerosis **62** (1986), 179
[25] COOPER, G. R. und M. ROSSENEU: Clin. Chem. **31** (1985), 223
[26] IRRGANG, B., N. ADAM, D. BECKER, W. DUMMLER, W. HÖLZEL, H.-G. NEYMEYER, G. RICHTER und C. SCHÄFER: Z. med. Labor.-Diagn. **27** (1986), 278
[27] DARGEL, R., L. WINKLER und B. SCHLAG: Dt. Gesundh.-Wesen **38** (1983), 721
[28] DARGEL, R., L. WINKLER und B. SCHLAG: Dt. Gesundh.-Wesen **38** (1983), 761
[29] BARBORIAK, J. J., G. R. JACOBSON, P. CUSHMAN, R. E. HERRINGTON, R. F. LIPO, M. DALEY und A. J. ANDERSON: Alcohol. Clin. Exp. Res. **4** (1980), 346

3.9. Bestimmung von Apolipoprotein B (Apo B) im Serum

3.9.1. Prinzip

Die Bestimmung von Apo B im Serum verläuft nach dem gleichen Prinzip wie die Bestimmung des Apo A I. Deshalb sei auf den Kommentar zur Apo A I-Bestimmung hingewiesen (s. Abschn. 3.8.). Hier sollen nur die Besonderheiten der Apo B-Bestimmung aufgeführt werden.

Serumverdünnungen werden mit Anti-Human-Apo B-Testserum inkubiert. Die Gegenwart von 0,2% Tween 20 im Verdünnungsmedium macht die Apo B-Bestimmung auch in hypertriglyceridämischen Seren möglich.

3.9.2. Brauchbarkeit

Analytische Zuverlässigkeit

Die während der Inkubationszeit von 60 min entstehende Trübung ist mindestens 30 min stabil. Nach diesem Zeitpunkt erfolgt in zunehmendem Maße eine Aggregation der suspendierten Präzipitatpartikeln, was eine Abnahme der scheinbaren Extinktion des

Inkubationsansatzes zur Folge hat. Die in der Standardvorschrift angeführte Inkubationszeit und die Zeitspanne, innerhalb derer gemessen werden soll, garantieren, daß der Endpunkt der Reaktion mit Sicherheit erreicht ist und das Signal unverändert gemessen wird. Innerhalb von 30 min sind bis zu 30 Proben bequem meßbar.

Die Gegenwart von 0,2% Tween 20 im Probenverdünnungsmedium wird von der Notwendigkeit bestimmt, Apo B auch in hypertriglyceridämischen Seren bestimmen zu können, wie es z. B. bei einer Bewertung von Therapieverläufen oder der Risikoeinschätzung bei Hypertriglyceridämikern unabdingbar ist. Apo B ist Bestandteil verschiedener Lipoproteinklassen (LDL, IDL, VLDL, Chylomikronen), die sich beträchtlich in der Größe, dem Lipid/Protein-Verhältnis und dem Apo B-Anteil unterscheiden. Einerseits muß die Zugänglichkeit der Apo B-Epitope in diesen unterschiedlichen Mizellen gleichermaßen gewährleistet sein, und andererseits ist es insbesondere für nephelometrische Messungen nötig, daß die Antigengröße homogen ist, da nach RAYLEIGH die Streulichtintensität proportional dem Volumen der die Lichtstreuung bewirkenden Teilchen ist. Daraus resultieren die Probleme bei der Bestimmung von Apo B in HLP-Seren:

1. Die in diesen Seren vermehrt auftretenden großen Lipoproteinmizellen (VLDL, Chylomikronen) treten mit den sich ausbildenden Immunkomplexen in Wechselwirkung und führen auf diese Weise zu einer unspezifischen Erhöhung des Meßsignals (scheinbare Extinktion, Lichtstreuung) und bewirken innerhalb der Nephelometrie Signalveränderungen durch die massive Uneinheitlichkeit der Partikelgröße im Ansatz.
2. Die Apo B-Epitope in diesen großen triglyceridreichen Mizellen sind teilweise durch Lipide maskiert, so daß deren Apo B-Anteil in der Immunreaktion nur partiell erfaßt wird. Wenn auch die mit den Chylomikronen verbundenen Apo B-Mengen (1% Mizellprotein, davon 5% Apo B) zu vernachlässigen sind, stellt sich doch in pathologischen Seren mit sehr hohem Gehalt an VLDL (10% Mizellprotein, davon 25% Apo B) die Frage nach der korrekten immunologischen Erfaßbarkeit des Gesamt-Apo B in der Probe, auch wenn dieses im wesentlichen durch die LDL (25% Mizellprotein, davon 95% Apo B) repräsentiert wird.

Da die turbidimetrischen Meßansätze auf das nephelometrische Meßprinzip des SUMAL übertragbar sein sollen, muß die unter Punkt 1 angesprochene Problematik der uneinheitlichen Partikelpopulationen mit berücksichtigt werden. Detergenzien, die wahrscheinlich eine partielle Delipidierung triglyceridreicher Mizellen bewirken [1–3], was zur Abnahme des Partikelvolumens und zur Demaskierung von Epitopen führen muß, sind geeignet, die aufgeführten Probleme bei der Bestimmung von Apo B in HLP-Seren auf ein Minimum zu beschränken [1, 4, 5]. Tween 20 in einer Konzentration von 0,2% im Probenverdünnungsmedium senkt den Apo B-Wert der meisten hypertriglyceridämischen Seren in ähnlicher Weise wie ein einmaliges Frieren und Tauen und beseitigte den Unterschied der Meßergebnisse zwischen nativen und gefrorenen HLP-Serumproben. Der Apo B-Wert in normolipidämischen Seren wird durch den Tweenzusatz nicht verändert [6]. Die Trübung der HLP-Seren selbst hatte unter den Bedingungen des konzipierten Meßansatzes bis zu 7 mmol TG/l keinen Einfluß auf das Meßergebnis, wie Wiederfindungsversuche an Mischungen aus Normal- und HLP-Seren ergaben [6]. Ein Vergleich der Apo B-Quantifizierung in VLDL-Präparaten durch spezifische Fällung mit iso-Propanol [7] und durch Immunturbidimetrie mit 0,2% Tween 20 ergaben die Richtigkeit der turbidimetrischen VLDL-Apo B-Bestimmung bis zu Konzentrationen an Triglyceriden von 6,5 mmol/l. Bei höheren Triglyceridgehalten resultierte zunehmend eine Überbestimmung des Apo B [6]. Diese

Beobachtungen erlauben den Schluß, daß in Gegenwart von 0,2% Tween 20 in dem Probenverdünnungsmedium die turbidimetrische Bestimmung von Gesamt-Apo B auch in HLP-Seren bis zu einem TG-Gehalt von wenigstens 5 mmol/l fehlerfrei durchführbar ist. Eine Überschreitung der Tweenkonzentration von 0,2% bringt keine weiteren Vorteile, sondern führt zu einer spürbaren Beeinträchtigung der Immunreaktion, was sich in einer Abflachung der Bezugskurve vor allem im oberen Konzentrationsbereich bemerkbar macht. Dieser Effekt ist bei einer Tweenkonzentration von 0,2% noch unbedeutend. Damit ist diese Tweenkonzentration als optimal zu betrachten. Entgegen früheren Ansichten, daß die beschriebenen Störungen der Gesamt-Apo B-Bestimmung in HLP-Seren, vor allem in der Nephelometrie, nur durch den Einsatz einiger exotischer Detergenzien überwunden werden könnten [1, 4], werden unsere positiven Erfahrungen mit Tween 20 im beschriebenen Konzentrationsbereich sowohl für nephelometrische als auch für turbidimetrische Meßansätze durch kürzlich publizierte Studien bestätigt [8, 9]. Die Tweenkonzentration von 0,2% erlaubt überdies die Bestimmung von Apo B und Apo A I aus den gleichen Probenverdünnungen.

Präzision

Die unabhängig vom verwendeten Photometertyp erzielbaren Präzisionen liegen seriell unterhalb 6% (0,73 ... 4,82%) bzw. zeitabhängig unterhalb von 8% (2,32 ... 7,81%) [10], was für immunologische Trübungsreaktionen dem internationalen Maßstab entspricht [11, 12].

Empfindlichkeit

Für ein Kalibrierserum mit einem mittleren Gehalt an Apo B von 0,85 g/l wird im Meßbereich zwischen 0,35 und 3,2 g/l Apo B ein Extinktionsbereich zwischen 0,07 und 0,35 durchlaufen. Das heißt, einer Konzentrationsdifferenz Δc von 2,9 g/l steht eine Extinktionsänderung ΔE von 0,3 gegenüber. Die Extinktions-Konzentrationskurven sind nicht linear. Die $\Delta E/\Delta c$-Relation ist dadurch bedingt im niedrigen Konzentrationsbereich der Eichkurve größer als im Bereich der höchsten Konzentrationen.

Richtigkeit

Es gelten die gleichen Bedingungen wie für die Bestimmung des Apo A I (s. 3.8.2.).

Analytische Spezifität und Störgrößen

Die analytische Spezifität ist durch die Monospezifität des Testserums gegeben.

Hinsichtlich der Störanfälligkeit spielen pathologisch erhöhte Triglyceridkonzentrationen von Seren wie bei der Bestimmung von Apo A I eine Rolle (s. 3.8.2.).

Diagnostische Spezifität und Empfindlichkeit

Es gelten die im Abschn. 3.8.2. gemachten Aussagen. Auch für Apo B lassen sich infolge des Fehlens eines internationalen Vergleichsstandards und der methodenabhängigen Befunde noch keine verbindlichen Aussagen zum Bereich der „Normalwerte" machen. Im internationalen Schrifttum wurden Werte zwischen 0,63 und 1,59 g/l für Apo B angegeben [12]. Die unter Bedingungen des Standardansatzes durchgeführte Apo B-Bestimmung in normolipidämischen Seren von 100 Männern und 129 Frauen ergaben folgende vorläufige Referenzwerte:

♂ 1,12 ± 0,25 g/l; ♀ 1,10 ± 0,25 g/l.

Dies entspricht einem Normalbereich ($\bar{x} \pm 1,3$ s) für Apo B von 0,78 bis 1,44 g/l bei Männern und Frauen [6].

Aufwand

Für die klinisch-chemische Routine stellt die turbidimetrische Bestimmung des Apo B die Methode der Wahl dar. Das Verfahren ist genügend empfindlich (0,3 g/l Apo B sind meßbar; in der Praxis eingesetzte Probenmenge: 50 µl Serum) und gestattet den Durchsatz von bis zu 30 Proben pro Eichansatz innerhalb einer relativ kurzen Zugriffszeit (2 ... 3 Stunden).

3.9.3. Methodische Hinweise

Untersuchungs- und Prüfmaterial

Als Untersuchungsmaterial dient Blut. Die geforderten Zeitspannen für eine Nahrungs- und Alkoholkarenz von 12 bzw. 24 Stunden schränken die Wahrscheinlichkeit für das Bestehen nicht repräsentativer, akuter Veränderungen des Apo B-Wertes (Auftreten von Chylomikronen in der postprandialen Phase, Veränderungen der VLDL-Konzentration) ein und verhindern Fehlbestimmungen, die durch die Gegenwart hoher Konzentrationen dieser triglyceridreichen Lipoproteinmizellen auftreten können.

Prüfmaterial ist Serum. Haltbarkeitstests zeigten eine Konstanz der Apo B-Werte bei 2 ... 8°C über wenigstens 7 Tage [6, 10]. Ein Einfrieren ist zu vermeiden. Dies gilt vor allem für hypertriglyceridämische Seren, die auf Frieren/Tauen in unterschiedlicher Weise mit einer Veränderung des Apo B-Wertes reagieren können [10]. Normolipidämische Seren zeigen dieses Verhalten im allgemeinen nicht. Über die Haltbarkeit tiefgefrorener Serumproben liegen keine gesicherten Daten vor.

Durchführung

Die im Abschn. 3.8.3. für Apo A I gemachten Aussagen gelten auch für die Bestimmung des Apo B.

Auswertung und Berechnung

Die nach der Standardvorschrift erstellten Bezugskurven erfassen einen Konzentrationsbereich, der für ein Kalibrierserum mit einem mittleren Apo B-Gehalt von 0,85 g/l von 0,35 bis 3,2 g/l Apo B reicht. Die Bezugskurve, die durch 6 Meßpunkte in Einfachbestimmung festgelegt wird, ist für jeden Arbeitstag neu zu erstellen. Sie ist für alle Messungen gültig, für die die Testserumverdünnung (Apo B-Testserum-RL) aus dem gleichen Ansatz, das gleiche Photometer sowie der gleiche Küvettenhalter verwendet werden.

Reagenzien

Apo B-Testserum

Das Testserum zur Immunturbidimetrie „Anti-Human-Apolipoprotein B" ist ein polyklonales Antiserum von der Ziege, das gegen humanes Apo B gerichtet ist und unter den standardisierten Meßbedingungen keine Kreuzreaktivität mit anderen Serumproteinen des

Menschen zeigt. Für die Qualitätskriterien, für die Haltbarkeit des Testserum-Lyophilisats sowie der Testserumlösung gelten die gleichen Bedingungen wie für das Apo A I-Testserum (s. 3.8.3.) [6].

Entsprechend den beiden Meßansätzen a und b ist für jeden alternativen Ansatz die zugehörige Testserum-Reagenslösung (Testserum-RL(a) bzw. Testserum-RL(b)) zu verwenden. Sie realisiert zugleich den notwendigen Anteil an Polyethylenglycol im Finalansatz. Die Testserum-Reagenslösungen sind bei Raumtemperatur 8 Stunden und bei 2 ... 8 °C 5 Tage haltbar [6].

TW-Natriumchloridlösung

Die Tween-Natiumchloridlösung dient zum Verdünnen der Proben und des Kalibrierserums. Sie realisiert den notwendigen Anteil an Detergens im Ansatz, dessen Funktion bereits kommentiert wurde (s. „Analytische Zuverlässigkeit"). Die TW-Natriumchloridlösung wird in der Apo A I-Bestimmung ebenfalls verwendet, was die Bestimmung von Apo B und Apo A I aus der gleichen Probenverdünnung gestattet. Wegen des Tweengehaltes ist die Haltbarkeit der Lösung bei 2 ... 8 °C auf 5 Tage begrenzt.

PBS-PEG-Lösung

Die phosphatgepufferte, Polyethylenglycol enthaltende Natriumchloridlösung dient zum Verdünnen des Testserums. Die Haltbarkeit der Lösung beträgt bei 2 ... 8 °C 3 Monate.

Kalibrierserum 2 (Apolipoproteine A I und B)

Das Kalibrierserum 2 dient zum Erstellen der Bezugskurven sowohl für Apo B als auch für Apo A I (s. 3.8.3.).

Kontrollserum 2 (Apolipoproteine A I und B)

Hier gilt das im Abschn. 3.8.3. für die Bestimmung von Apo A I Gesagte.

Geräte

Die zur Bestimmung von Apo A I vorgesehenen Geräte werden auch für die Apo B-Bestimmung eingesetzt.

Vergleichsuntersuchungen durch Immunturbidimetrie und Immunnephelometrie am SUMAL-Gerätesystem ergaben bei 271 Seren einen Korrelationskoeffizienten von 0,94 [6].

Literatur

[1] Rosseneu, M., N. Vinaimont, R. Vercaemst, W. Dekeersgieter und F. Belpaire: Anal. Biochem. **116** (1981), 204

[2] Wieland, H., P. Cremer und D. Seidel: J. Lipid Res. **23** (1982), 893

[3] Fievet-Desreumaux, C. und E. Dedonter-Decoopman: Clin. Chim. Acta **95** (1979), 405

[4] Dacol, P. und G. M. Kostner: Clin. Chem. **29** (1983), 1045

[5] Heick, C. C. und G. Schlierf: Clin. Chem. **25** (1979), 782

[6] Mohr, J. und H.-J. Rüger: Abschlußbericht zur Staatsplanaufgabe ZF 1400 19994 (Abschlußstufe V 10/0) „Entwicklung von Präparaten zur Bestimmung der menschlichen Apolipoproteine A I und B mittels Immunturbidimetrie (ITM) sowie Immunnephelometrie (INM) am SUMAL und deren Überführung in die Produktion" v. 8. 10. 1987, in Verbindung mit: Jaross, W.: „Hauptgut-

achten zur klinischen Prüfung der Reagenzien zur immunturbidimetrischen Bestimmung der Apolipoproteine A I und B (SIFIN) im Serum" v. 30. 12. 1986 (Med. Akad. Dresden, Inst. f. Klin. Chem. u. Lab.diagn.)

[7] YAMADA, N., D. M. SHAMES, J. E. STOUDEMIRE und R.-J. HAVEL: Proc. Natl. Acad. Sci. U.S.A. **83** (1986), 3479

[8] MACIEJKO, J. J., S. S. LEVINSON, L. MARKYVECH, M. P. SMITH und R. D. BLEVINS: Clin. Chem. **32** (1987), 2065

[9] RIEPPONEN, P., J. MARNIEMI und T. RAUTAOJA: Scand. J. Clin. Lab. Invest. **47** (1987), 739

[10] Prüfplan zur Standardisierung der Apolipoproteinbestimmungen v. 6. 1. 1988 (IFAR, SIFIN, Inst. f. Pathol. Biochem. d. FSU Jena)

[11] STEINBERG, K. K., G. R. COOPER, S. R. GRAISER und M. ROSSENEU: Clin. Chem. **29** (1983), 415

[12] ROSSENEU, M., R. VERCAEMST, K. K. STEINBERG und G. R. COOPER: Clin. Chem. **29** (1983), 421

3.10. Bestimmung der Fettsäure-Ausscheidung im Kot

3.10.1. Prinzip

Für die Beurteilung der fäkalen Lipidausscheidung stehen verschiedene semiquantitative Methoden zur Verfügung. Diese basieren entweder auf der Betrachtung des aufgeschwemmten Nativstuhls [1], der mikroskopischen Beurteilung des Materials nach Anfärbung mit Fettfarbstoffen [2–4] oder nutzen das verminderte spezifische Gewicht bzw. die stärkeren lipophilen Eigenschaften des Kots bei erhöhtem Lipidgehalt für eine Abschätzung desselben [5, 6]. Es liegt in der Natur dieser Suchteste, daß Steatorrhoen geringeren Grades häufig nicht erfaßt werden.

Die quantitative Bestimmung der fäkalen Lipide setzt die Extraktion derselben mit organischen Lösungsmitteln (z. B. Petrolether [7–13], Toluol [14, 15] oder Chloroform [16]) voraus. Für die Bestimmung selbst finden verschiedene analytische Prinzipien Anwendung: Gravimetrie [10, 11], Dünnschicht-, Säulen- und Gaschromatographie [13, 17, 18], Titrimetrie [7, 14, 15], Photometrie [12, 19], Messung der Kapazitätsänderung eines Kondensators [20, 21].

In der vorliegenden Vorschrift wird Kot mit ethanolischer Kalilauge verseift. Es entsteht eine Lösung, die Seifen enthält, welche ursprünglich bereits im Kot vorhanden waren und weiterhin aus Neutralfetten und freien Fettsäuren herrühren. Durch Salzsäurezusatz werden die Fettsäuren aus ihren Salzen freigesetzt und mit Petrolether extrahiert. Ein aliquoter Teil des Extraktes wird abpipettiert. Nach Verdunsten des Petrolethers werden die Fettsäuren in Ethanol aufgenommen und mit Natronlauge titriert, wobei Thymolblau als Indikator dient.

3.10.2. Brauchbarkeit

Analytische Zuverlässigkeit

Richtigkeit

Die Richtigkeit wurde durch Wiederfindungsversuche geprüft. Zu diesem Zweck wurde die Fettsäurekonzentration im Kot ohne und mit Zusatz von definierten Mengen an Olivenöl bzw. Triolein bekannten Fettsäuregehalts bestimmt.

Wiederfindungsversuche unter Einsatz von Olivenöl:

Fettsäuregehalt des Kots 6,59 mmol/100 g (n = 3)
Fettsäuregehalt des Olivenöls 343,4 mmol/100 g (n = 3)

Die zu erwartende Fettsäurekonzentration der Kot-Olivenöl-Mischung wurde wie folgt berechnet:

$$c_M = \frac{m_1 \cdot c_1 + m_2 \cdot c_2}{m_1 + m_2}$$

m_1 – Stuhlmenge in g
m_2 – Ölmenge in g
c_1 – Fettsäurekonzentration im Kot (mmol/100 g)
c_2 – Fettsäurekonzentration im Olivenöl (mmol/100 g)
c_M – Fettsäurekonzentration im Gemisch (mmol/100 g)

Für die Mischung wurden 73,74 g Kot und 8,81 g Olivenöl eingesetzt. Der Fettsäuregehalt der Mischung berechnet sich daher wie folgt:

$$\frac{73{,}74 \times 6{,}59 + 8{,}81 \times 343{,}4}{73{,}74 + 8{,}81} = 42{,}54 \text{ mmol/100 g}.$$

Die Fettsäurekonzentration in der Mischung wurde zu 43,20 mmol/100 g bestimmt, was einer Wiederfindungsrate von 101,6% entspricht.

Wiederfindungsversuch unter Einsatz von Triolein:

Fettsäuregehalt des Kots 15,66 mmol/100 g (n = 2)
Fettsäuregehalt des Trioleins 339,9 mmol/100 g (n = 1).

Aus der Mischung von 26,35 g Kot und 1,43 g Triolein berechnet sich die Fettsäurekonzentration zu 32,35 mmol/100 g. Bestimmt wurde die Fettsäurekonzentration in der Mischung (n = 2) zu 31,93 mmol/100 g, was einer Wiederfindungsrate von 98,7% entspricht. Andere Autoren fanden beim Einsatz von Palmitin- und Stearinsäure bzw. Tripalmitin und Triolein Werte zwischen 98 und 105% [8, 22, 23].

Mittelkettige Fettsäuren, die – bezogen auf die Gesamtfettsäuren – auch unter den Bedingungen eines Sprue-Syndroms mit einem Anteil von ca. 1 bis 4% vertreten sind, werden nur zu ca. 60% erfaßt [23–26].

Präzision

Die Ergebnisse der Untersuchungen zur seriellen und zeitabhängigen Präzision, angegeben als prozentuale relative Standardabweichung s%, sind Tab. 23 und 24 zu entnehmen. Für die zeitabhängige Präzision wurde tiefgefrorener, portionierter Kot verwandt. Obwohl die Untersuchungen unter standardisierten Bedingungen durchgeführt wurden, weichen die ermittelten s%-Werte nicht unerheblich voneinander ab. Die unterschiedliche Erfahrung der Untersucher in der Durchführung der Methode darf als wesentliche Ursache dafür verantwortlich gemacht werden.

Analytische Spezifität und Störanfälligkeit

Die Methode beruht auf der Titration saurer Valenzen. Ihre Spezifität erhält sie durch den Extraktionsschritt, mit dem organische Säuren – in Abhängigkeit von ihrer Kettenlänge in unterschiedlicher Quantität – extrahiert werden.

Tabelle 23
Serielle Präzision

Untersucher	Konzentration (mmol/100 g)	s%	n
Nr. 1	28,30	12,1	10
	12,90	8,2	10
Nr. 2	2,79	9,6	10
Nr. 3	8,39	5,9	10
	10,30	11,0	10
	10,70	2,5	10
Nr. 4	22,12	4,2	10

Tabelle 24
Zeitabhängige Präzision

Untersucher	Konzentration (mmol/100 g)	s%	n
Nr. 1	7,95	25,2	10
Nr. 3	8,05	3,2	10
Nr. 4	28,70	10,4	10
Nr. 5	5,83	2,2	13

Grob fehlerhafte Ergebnisse können entstehen, wenn nach der Extraktion der Fettsäuren und Trennung der Phasen mit dem Petrolether versehentlich auch aus der unteren, stark sauren, wäßrigen Phase Anteile abpipettiert werden. Aus diesem Grunde sollten Sicherheitspipetten Verwendung finden.

Analytische Empfindlichkeit

Aus den Daten für die Präzision in Serie ergibt sich für die analytische Empfindlichkeit [27] ein Wert von ca. 0,5 mmol/100 g Kot.

Diagnostische Spezifität und Empfindlichkeit

Die Steatorrhoe ist ein spezifisches Symptom des Sprue-Syndroms (Malassimilationssyndrom). Unter diesem Begriff werden ätiopathogenetisch sehr unterschiedliche Krankheitsbilder zusammengefaßt (Übersicht bei [28–32]). Die diagnostische Empfindlichkeit einer vermehrten Ausscheidung fäkaler Lipide bzw. Fettsäuren differiert stark. Während die diagnostische Empfindlichkeit dieses Symptoms bei der tropischen bzw. einheimischen Sprue ca. 100% beträgt, tritt es bei der chronischen Pankreatitis nur in etwa 30% der Fälle auf [33] und ist dann bereits Ausdruck einer schweren Einschränkung (ca. 75%) der Exkretionsfunktion des Pankreas [34].

Die wichtige Differenzierung einer Steatorrhoe in die pankreatogene und enterogene Form ist mittels Anamnese, Röntgenuntersuchung sowie einfacher Funktionsteste (Xylosetest, orale Glucose- bzw. Lactosebelastung, Prüfung der Wirksamkeit von Pankreasenzymen) in Verbindung mit dem Pankreozymin-Sekretin-Test und einer Dünndarmbiopsie möglich [28, 29].

Aufwand

Bei Abwägung der Vor- und Nachteile der genannten methodischen Prinzipien erweist sich – unter Berücksichtigung der apparativen Möglichkeiten auch kleinerer Laboratorien, des Zeitaufwandes für Serien von zwei bis drei Bestimmungen pro Tag, der Probleme, die mit der Eichung bzw. der Homogenisierung des Materials mittels eines Gerätes verbunden sind, sowie anderer Brauchbarkeitskriterien [35] – die titrimetrische Bestimmung der Fettsäuren [8] als optimal.

Diese Methode, die geringe Anforderungen an die apparative Ausrüstung stellt, hat den entscheidenden Vorteil, daß auf eine Homogenisierung des Kots mittels Gerät verzichtet werden kann und die Extraktion der Fettsäuren sich sehr einfach gestaltet. Mit der Bestimmung der Fettsäuren wird die quantitativ bedeutsamste Lipidfraktion erfaßt, die repräsentativ für die Gesamtlipide ist [7, 18, 22].

3.10.3. Methodische Hinweise

Prüfmaterial

Die fäkale Fettsäureausscheidung und Kotmenge unterliegt starken Schwankungen von Tag zu Tag [36, 37]. Um einen repräsentativen Durchschnittswert zu erhalten, wird der Stuhl über 3 d gesammelt und ein aliquoter Teil des durchmischten Prüfmaterials analysiert.

Das Untersuchungsmaterial ist bei –12 °C oder einer Temperatur darunter in luftdicht verschließbaren Plastebehältern aufzubewahren und mindestens 14d haltbar, bei 2...8 °C bis zu 5d.

Bei der Untersuchung von 7 Kotproben (s. Tab. 25) hinsichtlich einer Veränderung der Fettsäurekonzentration konnte keine signifikante Veränderung beobachtet werden, wenn

Tabelle 25
Einfluß der Verwahrungszeit und -temperatur auf die fäkale Fettsäurekonzentration

c_O (mmol/100 g)	c_A (mmol/100 g	c_B (mmol/100 g	$\frac{c_A - c_O}{c_O}$ (%)	$\frac{c_B - c_O}{c_O}$ (%)
5,32	5,51	6,64	+3,6	+24,8
8,15	8,00	8,30	−1,9	+ 1,9
8,42	8,11	8,75	−3,7	+ 3,9
4,26	4,04	4,53	−5,2	+ 6,3
10,83	11,13	11,77	+2,8	+ 8,6
15,88	16,41	15,81	+3,3	− 0,4
14,37	14,31	13,01	−0,4	− 9,5

c_O – Konzentration zu Beginn der Verwahrung
c_A – Konzentration nach 5tägiger Verwahrung bei 2 ... 8 °C
c_B – Konzentration nach 14tägiger Verwahrung bei –20 °C
$\frac{c_A - c_O}{c_O}$ bzw. $\frac{c_B - c_O}{c_O}$ – prozentuale Konzentrationsdifferenz

das Material über 5 d bei 2 ... 8 °C bzw. über 14 d bei −20 °C verwahrt wurde (Paarvergleich, t-Test). Bezogen auf die Fettsäurekonzentration zu Beginn der Verwahrungsperiode ergaben sich nach 5 d (2 ... 8 °C) eine mittlere Differenz von $\bar{d} = -0{,}2\%$ mit einer Standardabweichung von $s_d = 3{,}5\%$ bzw. nach 14 d (−20 °C) Werte von $\bar{d} = +5{,}3\%$ und $s_d = 10{,}4\%$. Die berechneten t-Werte von $|t| = 0{,}30$ bzw. 1,36 liegen unter den entsprechenden Tafelwerten von $t_{6;0,01} = 3{,}707$ und $t_{6;0,05} = 2{,}447$. Die beobachteten Differenzen sind daher als zufällig zu betrachten.

Vor der Bestimmung sind die Kotportionen intensiv zu durchmischen. Eine Homogenisierung mittels Gerät erübrigt sich. Im Paarvergleich der Fettsäurekonzentrationen in Kotproben, die nur mittels Spatel durchmischt waren bzw. noch zusätzlich homogenisiert wurden (Ultraturrax bzw. Haushaltmixgerät) war kein signifikanter Unterschied nachweisbar. Die Auswertung der Daten in Tab. 26 ergab eine mittlere Differenz von $\bar{d} = 2{,}5\%$ mit einer Standardabweichung von $s_d = \pm 6\%$. Der berechnete t-Wert liegt mit 0,15 unter den entsprechenden Tafelwerten von $t_{9;0,01} = 3{,}25$ bzw. $t_{9;0,05} = 2{,}62$.

Tabelle 26
Einfluß der Homogenisierungsart auf die Fettsäurekonzentration im Kot

Untersucher	c_A (mmol/100 g)	c_B (mmol/100 g)	$\frac{c_B - c_A}{c_A}$ (%)
1	15,10	15,60	+ 3,3
	17,70	15,80	−10,7
	11,60	11,70	+ 0,9
2	13,00	14,30	+10,0
	15,40	16,40	+ 6,5
3	2,80	2,89	+ 3,2
	3,28	3,17	− 3,4
	3,55	3,28	− 7,6
4	6,05	6,18	+ 2,2
	6,19	6,07	− 1,9

c_A – Fettsäurekonzentration nach intensiver Durchmischung mittels Spatel
c_B – Fettsäurekonzentration nach zusätzlicher Homogenisierung mittels Gerät

Die Bestimmung der durchschnittlichen täglichen Fettsäureausscheidung kann aus einzelnen Kotproben erfolgen, wenn vor und während der Untersuchung Kupferthiocyanat oral verabreicht wird. Im steady state werden dann in einer Kotprobe Kupfer und Fettsäuren bestimmt und aus der Relation Fettsäuremenge zu Kupferthiocyanatmenge durch Bezug auf die pro Tag zugeführte Kupferthiocyanatdosis die tägliche Fettsäureausscheidung berechnet. Die so aus Einzelproben erhaltenen Resultate sollen gut mit den aus 7-Tage-Sammelperioden berechneten korrelieren [36–38]. Auf diese Variante, die fäkale Fettsäureausscheidung zu bestimmen, wurde im Rahmen der Standardisierung verzichtet, da die zusätzliche Kupferbestimmung relativ aufwendig ist, und darüber hinaus über 5 d die konstante perorale Aufnahme einer definierten Kupferthiocyanatmenge gewährleistet sein muß.

Vorbereitung des Patienten

Vor und während der Untersuchungsperiode sollte eine Fettzufuhr von 50 bis 150 g/d gewährleistet sein [8, 24], was bei normaler Kost als gegeben angesehen werden kann [39]. In diesem Bereich ist keine nennenswerte Abhängigkeit der täglichen Fettausscheidung von der zugeführten Fettmenge zu beobachten [40].

Medikamente, die die Funktion des Gastrointestinaltraktes beeinflussen (z. B. Antibiotika, Sulfonamide, Laxantien, Cholestyramin), sind vor Beginn der Sammelperiode abzusetzen [31, 41].

Auswertung

$$\text{mmol Fettsäuren/d} = \frac{a \times \text{ml NaOH (100 mmol/l)} \times 2 \times 1{,}04 \times b}{10 \times \text{Einwaage (g)}}$$

b – Kotausscheidung je Tag, angegeben in Gramm

Der Faktor 1,04 berücksichtigt die durch das Ethanol bedingte Volumenzunahme des Petrolethers sowie die nicht völlig quantitative Extraktion der Fettsäuren aus der alkoholischen Salzsäure [7–9]. Zur Umrechnung der Werte mit der Maßeinheit mmol in g werden erstere mit dem Faktor 0,265 multipliziert. Kritik an der Zuverlässigkeit solcher Berechnungen ist anderen Ortes geübt worden [22].

Referenzbereiche

Auf der Basis entsprechender Literaturangaben [22, 42] wurden die vorläufigen Referenzbereiche wie folgt festgelegt:

- *Normalbereich* ≦ 19 mmol Fettsäuren/d
- *Grenzbereich* 20 bis 25 mmol Fettsäuren/d
- *Pathologischer Bereich* ≧ 26 mmol Fettsäuren/d .

Literatur

[1] Hadorn, B.: „*Pädiatrische Fortbildung und Praxis*" (Vol. 30). Basel: Karger-Verlag 1971, S. 1–10
[2] Merck, E.: Klinisches Labor. Darmstadt: Merck-Verlag 1974, S. 542 u. 544
[3] Drummey, G. D. u. a.: New Engl. J. Med. **264** (1961), 85
[4] Moore, J. G. u. a.: Amer. J. dig. Dis. **16** (1971), 97
[5] Schmerling, D.: Landarzt **48** (1972), 1080
[6] Rossipal, E. und W. Mlekusch: Europ. J. Pediat. **122** (1976), 297
[7] Van de Kamer, J. H. u. a.: J. biol. Chemistry **177** (1949), 347
[8] Van de Kamer, J. H. in: „*Standard methods of clinical chemistry*" (Vol. II). New York: Academic Press, 1958, S. 34
[9] Van de Kamer, J. H.: Scand. J. clin. Labor. Invest. **5** (1953), 30
[10] Friedner, S. und S. Moberg: Clin. chim. Acta **18** (1967), 345
[11] Sobel, C. in: R. J. Henry (Hrsg.): „*Clinical chemistry, principles and technics.*" New York: Harper & Row 1964, S. 881
[12] Tomaszewski, L.: Clin. chim. Acta **61** (1975), 113
[13] Matthys, F. u. a.: Clin. Chim. Acta **36** (1972), 341
[14] Cohen, M. u. a.: J. Lipid. Res. **10** (1969), 614

[15] JOVER, A. und R. S. GORDON: J. Labor. clin. Med. **59** (1962), 878
[16] WILLIAMS, J. N.: J. Labor. clin. Med. **60** (1962), 839
[17] ERB, W. und BÖHLE: Z. klin. Chem. **6** (1968), 379
[18] AYLWARD, F. und P. D. S. WOOD: Brit. J. Nutr. **16** (1962), 345
[19] FALES, F. W.: Clin. Chem. **17** (1971), 1103
[20] WOLOCHOW, D. A. u. a.: J. Labor. clin. Med. **65** (1965), 334
[21] WILLIG, F. u. a.: Z. Gastroenterol. **8** (1970), 304
[22] MÜLLER, G. und K. SEIGE: Z. med. Labortechnik **12** (1971), 82
[23] SICKINGER, K. und H. HANNEMANN: Klin. Wochenschr. **46** (1968), 1005
[24] SICKINGER, K.: Med. Klinik **68** (1973), 1243
[25] DRUBE, H. C. und H. BÜTTNER: Klin. Wochenschr. **41** (1963), 749
[26] JAMES, A. T. u. a.: zit. in [25]
[27] RICHTERICH, R.: *„Klinische Chemie"* (2. Aufl.). Basel-New York: Karger-Verlag 1968, S. 51
[28] AMMAN, R. in: R. HEGGLIN und W. SIEGENTHALER (Hrsg.): *„Differentialdiagnose innerer Krankheiten."* Stuttgart: Thieme-Verlag 1975, S. 547
[29] BERNDT, H. u. a. in: M. GÜLZOW u. a. (Hrsg.): *„Gastroenterologie."* Jena: VEB Gustav Fischer-Verlag 1974, S. 304
[30] MÜLLER, G. und K. SEIGE: Dt. Gesundh.-Wesen **26** (1971), 621
[31] WILSON, F. A. und J. M. DIETSCHY: Gastroenterology **61** (1971), 911
[32] MARATKA, H. (Hrsg.): Fat and malabsorption syndrome. Academia (Publ. House of the Czechoslovak Academy of Sciences), Prague 1971, S. 36
[33] FORELL, M. M. und H. STAHLHEBER in: W. SIEGENTHALER (Hrsg.): *„Klinische Pathophysiologie."* Stuttgart: Thieme-Verlag 1973, S. 779
[34] MEYERBURG, J.: Chirurg. Praxis **18** (1974), 637
[35] EGGER, E. und W. GÖTHE: Z. med. Labortechnik **10** (1969), 259
[36] LEE, M. F. u. a.: Gut **10** (1969), 754
[37] WALRER, R. E. u. a.: Scand. J. Gastroenterol. **6** (1971), 277
[38] DICK, M.: Gut **10** (1969), 408
[39] RAPOPORT, S. M.: *„Medizinische Biochemie"* (6. Aufl.). Berlin: VEB Verlag Volk und Gesundheit 1975, S. 944
[40] ANNEGERS, J. H.: Arch. internal Med. **93** (1954), 9
[41] FISCHER, R. u. H. U. BENZ: Z. Gastroenterol. **9** (1971), 143 bzw. 266
[42] PIMPARKAR, B. D. u. a.: Amer. J. Med. **30** (1961), 910

3.11. Bestimmung des 3-Hydroxybutyrats im Blut

3.11.1. Prinzip

Für die Bestimmung von Ketonen gibt es verschiedene chemische Verfahren, die sich durch relative Unspezifität und mehr oder weniger großen Aufwand auszeichnen. Die Acetonbestimmung gibt keine richtige Aussage über die Ketoacidose, da Aceton nur durch Zerfall der Acetacetate entsteht.

Die enzymatische Bestimmung der beiden Keto- bzw. Hydroxysäuren Acetacetat und 3-Hydroxybutyrat wurde von WILLIAMSON 1962 [1] eingeführt. Bei dem zugrundeliegenden Prinzip

$$\text{D-}(-)\text{-3-Hydroxybutyrat} + \text{NAD} \xleftrightarrow{\text{3-HBDH}} \text{Acetacetat} + \text{NADH} + \text{H}^+$$

werden die beiden „Ketosäuren" unter dem Einfluß von 3-Hydroxybutyrat-Dehydrogenase (*1.1.1.30*) durch Nicotinamid-adenin-nucleotid ineinander überführt. Die Zunahme oder

Abnahme des reduzierten Nicotinamid-adenin-dinucleotids wird im optischen Test gemessen und ist der Konzentration der jeweiligen Ketosäure äquivalent. Die Gleichgewichtskonstante der Reaktion ist bei 25 °C = $1{,}45 \times 10^{-9}$. Bei neutralem pH und überschüssigem NADH liegt die Reaktion praktisch auf der Seite des Hydroxybutyrats. Durch alkalische Puffer und Überschuß von NAD läßt sich das Gleichgewicht zugunsten des Acetacetats verschieben.

Beim pH = 8,5 wird 3-Hydroxybutyrat zu 40% zu Acetacetat oxydiert. Bei der Methode nach WILLIAMSON [2] u. a. wird durch Zugabe von Hydrazin das Acetacetat als Hydrazon aus dem Gleichgewicht entfernt und dieses stellt sich vollständig in Richtung Acetacetat ein. Die Reaktionszeit ist trotz großer Mengen an Hydrazin als Ketonabfangreagenz sehr lang (ca. 1 h). Durch die große Menge an Hydrazin kommt es zur Störreaktion mit NAD. Die entstehenden Komplexe absorbieren auch im UV-Gebiet und führen dadurch zur erhöhten Anzeige von 3-Hydroxybutyrat.

Eine andere Möglichkeit, das Gleichgewicht zugunsten des Acetacetats zu verschieben, ist die Einstellung eines pH-Wertes > 9,0 bei ausreichendem Überschuß an NAD.

In Anlehnung an STEIN und BÄSSLER [3] konnte eine Optimierung durch den Einsatz eines Ammediolpuffers (2-Amino-2-methylpropan-1,3-diol), pH 9,5, erzielt werden. Die Reaktion ließ sich gegenüber dem bisher benutzten Glycinpuffer wesentlich beschleunigen, und die Pufferkapazität reicht auch für die bei pathologischen Stoffwechsellagen parallel auftretenden großen Lactatmengen aus. Bei einem Arsenitpuffer, der bei der unter ähnlichen Bedingungen ablaufenden Laktatbestimmung eingesetzt wurde, reicht jedoch die Pufferkapazität nicht aus bzw. führt ein stärkerer Puffer zu einer Inhibitorwirkung.

Die Reaktionskinetik ist für die verschiedenen Puffer in Abb. 17 dargestellt. Der Anfangs-pH-Wert aller Reaktionen lag zwischen 9,1 und 9,3, der End-pH-Wert ist bei der jeweiligen Kurve angegeben.

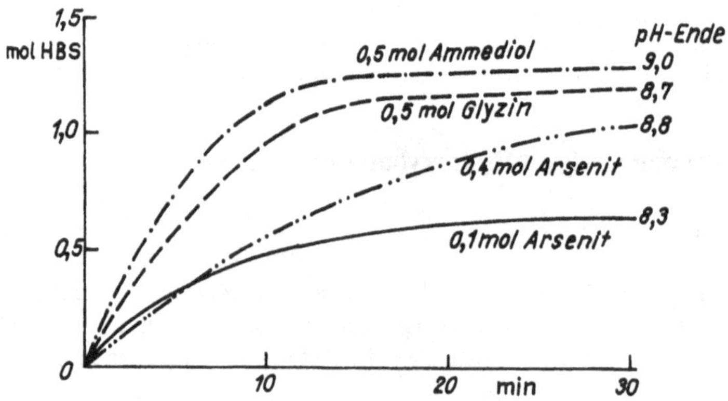

Abb. 17.
Reaktionskinetik mit verschiedenen Pufferlösungen

Die meisten 3-Hydroxybutyrat-Dehydrogenase-Präparate sind nicht völlig frei von Lactat-Dehydrogenase (*1.1.1.27*) und Malat-Dehydrogenase (*1.1.1.37*), so daß stets vorhandenes Lactat und in sehr geringen Mengen vorhandenes Malat mit NAD reagieren und erhöhte Werte von 3-Hydroxybutyrat vortäuschen können. Deshalb werden dem Reagens diese Enzyme zugesetzt und in einer schnell verlaufenden Vorreaktion die Störsubstanzen beseitigt. Es ist möglich, die Beseitigung des Lactats zu dessen Bestimmung im gleichen Reaktionsansatz zu nutzen.

11.2. Brauchbarkeit

Analytische Zuverlässigkeit

Die enzymatische Bestimmung des 3-Hydroxybutyrats ist nach den vorhergehenden Ausführungen substratspezifisch. Homologe Hydroxysäuren reagieren sehr viel langsamer und sind im Blut kaum nachweisbar.

Bei fehlendem 3-Hydroxybutyrat wird in seltenen Fällen eine geringe gegenläufige Reaktion beobachtet. Über ihre Ursache besteht keine Klarheit, sie ist aber ohne diagnostische Bedeutung.

Als Kontrollmaterial wurde Blut von ketonämischen Patienten eingesetzt, das portioniert eingefroren war.

Die Präzision wurde von mehreren Untersuchern bestimmt. Dabei wurden folgende Ergebnisse erhalten:

	$\bar{x}$	s	s%
Serielle Präzision	0,82 mmol/l	0,03 mmol/l	3,8
(n = 20)	0,62	0,02	3,4
	1,31	0,07	5,1
	1,52	0,02	1,2
zeitabhängige Präzision	0,86	0,05	6,6
(20-Tage-Periode)	0,59	0,05	7,1
	1,33	0,06	4,6
	1,24	0,06	4,4

Für die Richtigkeit gibt es kein brauchbares Kontrollmaterial. Synthetisches 3-Hydroxybutyrat gibt es nur als Racemat. Mehrere Proben wurden davon untersucht und in Übereinstimmung mit Angaben der Hersteller 45 ... 47% als D-(−)-3-Hydroxybutyrat bestimmt. Eine Bezugskurve zwischen 0,2 und 2 mmol/l ergab einen nahezu exakt linearen Verlauf. Da die Berechnung mit dem molaren Extinktionskoeffizienten des NADH möglich ist, ergibt sich keine unbedingte Notwendigkeit zur Richtigkeitskontrolle. Das angebotene Na-Salz des 3-Hydroxybutyrats ist bei trockener und kühler Lagerung langzeitig stabil, während Lösungen nur 10 Tage bei 2 ... 8 °C Lagerung zu verwenden sind.

Diagnostische Brauchbarkeit

Ketone sind bei normalem Stoffwechsel nur in geringen Mengen im Blut nachweisbar. Bei einer Anhäufung von Acetylcoenzym A bei bestimmten Stoffwechselsituationen werden in dem β-Hydroxy-methyl-glutaryl-Coenzym A-Zyklus erhebliche Mengen von Acetacetat gebildet, aus dem je nach dem intramitochondralen Redoxpotential mehr oder weniger 3-Hydroxybutyrat entsteht. Ein Teil des Acetacetats wird decarboxyliert und als Aceton im Urin ausgeschieden. 3-Hydroxybutyrat wird teilweise ausgeschieden, teilweise weiter verstoffwechselt und dient bei Glucosemangel als hauptsächliche Energiequelle.

Während bei normalem Stoffwechsel das Verhältnis von 3-Hydroxybutyrat zu Acetacetat zwischen 0,5 ... 3 beträgt, steigt dieser Wert bei pathologischem Stoffwechsel fast immer auf 3 ... 6 an. Deshalb ist 3-Hydroxybutyrat der stärker auffällige Parameter und reicht allein für die Diagnostik aus.

Ursachen für eine Ketoacidose sind Hunger, Glucosemangel und ähnliche katabole Zustände, wie sie bei fettreicher Ernährung und Diabetes mellitus auftreten. Beim acetonämischen Erbrechen, vor allem bei Kindern, werden erhebliche Mengen Ketone gebildet. Außerdem sind andere funktionelle Stoffwechselstörungen in der Gluconeogenese (Enzymdefekte: Glykogenosen, katabole Hyperglycinämie) an der Ketonbildung zu erkennen. Beim Succinyl-Coenzym A-Ketosäuretransaminasemangel ist nur die Acetessigsäure erhöht.

Aufwand

Die Bestimmung des 3-Hydroxybutyrats ist nach der Standardmethode bei Verwendung von EDTA-Blut gegenüber anderen Methoden sehr vereinfacht worden und bedarf nach einer gewissen Einarbeitung eines mittleren Aufwands. Da meist nur geringe Seriengrößen verarbeitet werden und ein Versand kaum möglich ist, ist die Durchführung in jedem Stoffwechsellaboratorium empfehlenswert.

3.11.3. Methodische Hinweise

Prüflösung

Die Abnahme des Blutes zur Bestimmung von „Ketosäuren“ erfolgte bisher direkt aus der Vene in vorgekühlte Perchlorsäurelösung. Für das Acetacetat ist dies wegen der leichten Zersetzlichkeit notwendig. Dagegen ist Hydroxybutyrat thermostabil und kann deshalb im EDTA-Blut bestimmt werden. Eine längere Lagerung des Blutes ist wegen der enzymatischen Prozesse nicht möglich; es sollte innerhalb einer Stunde weiterverarbeitet werden. Durch die Verwendung von EDTA-Blut wird eine exaktere Pipettierung und eine einfachere Bearbeitung erreicht. Vergleichsbestimmungen von direkter Enteiweißung unter Kühlung und Verarbeitung von EDTA-Blut ergab folgende Ergebnisse:

direkte Enteiweißung (mmol/l)	EDTA-Blut
0,04	0,03
0,14	0,13
0,21	0,19
0,37	0,31
0,56	0,53
0,55	0,47
0,90	0,82
1,09	1,08
1,23	1,09
1,73	1,54

Die mit EDTA-Blut erhaltenen Werte sind gegenüber der direkten Enteiweißung äquivalent, teilweise aber niedriger (Regressionsgleichung $y = 0{,}91 \times -0{,}01$; Korrelationskoeffizient r = 0,987). Die diagnostische Aussage wird aber auch dadurch kaum beeinflußt. Eine eventuelle Inhibitorwirkung des EDTA auf die enzymatische Reaktion mittels 3-HBDH wurde mit mehreren Präparaten verschiedener Hersteller geprüft und ist erst bei EDTA-Mengen über 16 mg/ml Blut von Einfluß. Der enteiweißte und abzentrifugierte Überstand wird mit einer Trikaliumphosphatlösung neutralisiert, wobei der Überschuß an Perchlorat ausfällt. Dieser neutrale Überstand kann bei 2 ... 6 °C mindestens 24 Stunden gelagert werden. Nach drei Tagen konnte nur eine sehr geringe Abnahme an 3-Hydroxybutyrat festgestellt werden.

Durchführung

Die 3-Hydroxybutyrat-Reagenzlösung setzt sich aus Ammediolpuffer, Nicotinamid-adenin-dinucleotid und den Hilfsenzymen Lactat-Dehydrogenase und Malat-Dehydrogenase zusammen. Die Reaktion wird nach einer Vorinkubation zur Beseitigung von Lactat und Malat mit D-(−)-3-Hydroxybutyrat-Dehydrogenase gestartet.

Die Hydroxybutyrat-RL ist bei Zimmertemperatur 12 Stunden und bei 2 ... 8 °C 36 Stunden haltbar.

Die Reaktion ist im allgemeinen bei Zimmertemperatur nach 10 ... 12 min beendet, so daß mit registrierenden Meßgeräten der Endwert abgelesen werden kann. Eine Durchführung bei 37 °C verkürzt die Reaktionszeit entsprechend. Bei nichtregistrierenden Geräten ist der Endwert nach 20 min abzulesen. Überschreitet die Extinktionsdifferenz die exakte Ablesung am Photometer, ist der Prüfansatz mit einer entsprechenden Verdünnung von Prüflösung mit 0,5 Mol Ammediolpuffer zu wiederholen.

Durch die große Pufferkapazität mit Ammediol ist eine vorhergehende pH-Einstellung der neutralen Prüflösung nicht notwendig, wie dies bei anderen Puffersystemen in der Literatur häufig angegeben wird. Falls beim Prüfansatz Trübungen auftreten, zeigt sich dies durch eine hohe Anfangsextinktion ($> 0,4$). Nach den bisherigen Erfahrungen entstehen die sehr seltenen Trübungen bei Verwendung von ungeeigneten LDH-Präparaten, die dann ausgetauscht werden müssen.

Berechnung

Die Berechnung erfolgt nach dem optischen Test mit dem molaren Extinktionskoeffizienten des NADH.

Referenzwerte

Unter normalen Stoffwechselbedingungen sind die Referenzwerte sehr niedrig und betragen zwischen 0 bis 0,09 mmol/l [4]. Je nach Stoffwechsellage schwanken diese und steigen schon bei geringen Streßfaktoren. Werte über 0,2 mmol/l sind als deutliche Ketose anzusehen. Bei Stoffwechselentgleisungen (Diabetes mellitus, ketonämisches Erbrechen) werden Konzentrationen von 5 mmol/l und mehr gefunden. Für Neugeborene können als Referenzwerte 0,5 bis 0,4 mmol/l gelten, die innerhalb von 2 Monaten absinken [5].

Literatur

[1] D. H. WILLIAMSON u. a.: Biochem. J., London, **82** (1962), 90
[2] D. H. WILLIAMSON und J. MELLANBY in: BERGMEYER, H. U.: *„Methoden der enzymatischen Analyse"*. Weinheim: Verlag Chemie 1974, S. 1383
[3] STEIN und K. H. BÄSSLER: Z. klin. Chemie u. klin. Biochemie, Berlin(W), **6** (1968), 27
[4] HANSEN, J. L. und E. F. FREIER: Clin. Chem., New York, **24** (1978), 475
[5] PERSSON B: Scand. J. clin. lab. Invest., Oslo, **25** (1969), 9.

Bisher erschienen:

Heft 1	Einführung in das Arzneibuch der Deutschen Demokratischen Republik 2. Ausgabe (2. AB-DDR) Bestellnummer: 7622579 (3065/K/1)
Heft 2	Enzymaktivitätsbestimmungen in der Laboratoriumsdiagnostik (2. Auflage) Bestellnummer: 7638212 (3065/K/2)
Heft 3	Über die Anwendung der UV-VIS-Spektroskopie in der Arzneimittelkontrolle Bestellnummer: 7624646 (3065/K/3)
Heft 4	Antikörperhaltige und antigenhaltige Stoffe und Zubereitungen Bestellnummer: 7626203 (3065/K/4)
Heft 5	Über die Anwendung der IR-Spektroskopie in der Arzneimittelkontrolle Bestellnummer: 7626211 (3065/K/5)
Heft 6	Radioaktive Arzneimittel Bestellnummer: 7627329 (3065/K/6)
Heft 7	Maximaldosen und Rezeptpflicht von Arzneimitteln (2. Auflage) Bestellnummer: 7628401 (3065/K/7)
Heft 8	Immunhämatologische Prüfmethoden in der Laboratoriumsdiagnostik Bestellnummer: 7628516 (3065/K/8)
Heft 9	Qualitätskontrolle und Qualitätssicherung in der Laboratoriumsdiagnostik Bestellnummer: 7630579 (3065/K/9)
Heft 10	Blutgas- und säuren-basen-analytische Prüfmethoden in der Laboratoriumsdiagnostik Bestellnummer: 7631408 (3065/K/10)
Heft 11/12	Anorganische Prüfkomponenten in der Laboratoriumsdiagnostik Bestellnummer: 7634262 (3065/K/11 – 12)
Heft 13	Metrologie in der Arzneimittelkontrolle Bestellnummer: 7635118 (3065/K/13)
Heft 14	Stabilität und Aufbewahrung von Arzneimitteln Bestellnummer: 7636487 (3065/K/14)

ISBN 3-05-500632-1
ISSN 0138-5798

FSC
www.fsc.org
MIX
Papier | Fördert
gute Waldnutzung
FSC® C083411

Zeitfracht Medien GmbH
Ferdinand-Jühlke-Straße 7
99095 Erfurt, Deutschland
produktsicherheit@kolibri360.de